健康ライブラリー スペシャル

新版
幼児期の発達障害に気づいて・育てる完全ガイド

公認心理師・臨床心理士・臨床発達心理士 黒澤礼子

〈対象〉
幼児期
4歳〜
就学前まで

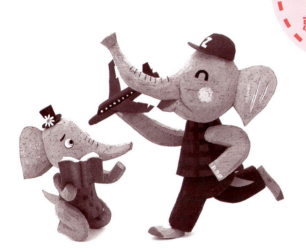

講談社

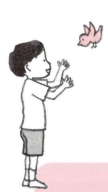

まえがき

　今、子どもにかかわる仕事をしている人たちの多くは、気になる子どもが増えていると感じています。特に、小学校の現場では、集団生活になじめない、先生の指示が入らない、じっと座っていられない……などの子どもたちがあまりにも多く、先生たちは、頭を抱えている状況です。しかし、それは、学校に入学してから始まったことではないのです。

　目を離すとどこへ行くかわからない、勝手にお店のものに触る、言い出したら聞かない、激しく泣いたり怒ったり大騒ぎをする。他の母親は楽しそうに子育てをしているのに、どうして私はうまくいかないの？　近年核家族化が進み、周囲に子育て経験者が少なく、ひとりで子育てをしなければならない母親は、まず自分の育て方が悪いからだと自分を責め、続いて子どもを責め、子育てに疲れ果ててしまいます。働き盛りで忙しい夫の応援も少なく、育児ノイローゼからうつ状態になる母親。しつけができていないと周囲から責められることも多いので、思わず子どもに手を上げてしまう母親。おかしいおかしいと思いながらも、子どもはこんなものかもしれないと育ててきて、初めて現実と向き合うのが、幼稚園あるいは保育園に入園するときです。

　軒並み入園を断られ、途方にくれることもあれば、やっと入園しても、園では問題児扱い、皆と一緒に行動できない、じっと座っていられない、友達に乱暴する……、ここでようやく問題が明らかになります。

＊

　発達障害は、友達の気持ちを理解できない、ルールを守れないなど、社会性を含む心の機能の障害です。園という集団社会の中に入ったからこそ、問題点が明確になります。集団の中で起こる問題ですから、集団の中で解決していかなければ、発達障害を改善することはできません。皆の中で育てることこそが、じつは最善の治療法なのです。しかし、ただ集団の中に入れればよいということではありません。周囲の先生や保護者などが、その子の特性をよく理解し、適切な対応をすることで、社会性を育てていくことが、なにより大切なのです。

　本書は、子どもの発達障害を診断するものではありません。子どもにどのような傾向があるのかを把握し、周囲の大人たちがどのような支援をしたらよいのかを考えるためのガイドです。園の先生や保護者だけではなく、子どもにかかわるすべての大人に利用していただけると思います。

　本書が子どもたちのすこやかな成長の一助となれば、幸いです。

　なお本書は、2008年に発行した『幼児期の発達障害に気づいて・育てる完全ガイド』をＤＳＭ-5（精神疾患の診断・統計マニュアル）にあわせて見直した新版です。

contents

新版 幼児期の発達障害に気づいて・育てる完全ガイド
4歳～就学前まで

先生・保護者がすぐに使える記入式シートつき

- まえがき …………………………………………… 2
- 本書の使い方 ……………………………………… 4

1 幼児の発達障害の基礎知識 …………… 5
- こんなとき発達障害を考えて …………………… 6
- 発達障害を正しく知ろう ………………………… 8
- 障害？ 性格？ 心の発達を見極めたい ………… 12
- 就学前に対応策を講じる ………………………… 14

2 基礎調査票・評価シートと実例集 …… 15
- 基礎調査票と評価シートの使い方 ……………… 16
- ●子どもの行動に関する基礎調査票 …………… 17
- 評価シートの解説と見方 ………………………… 24
- ●評価シート ……………………………………… 25
- 8つの実例に見る状況と経過 …………………… 26

3 対応方法の具体例 ……………………… 41
- 家族ができること ………………………………… 42
- 保育園・幼稚園ができること …………………… 44
- コミュニケーションがうまくとれるように …… 46
- 友達とのトラブルを避ける ……………………… 48
- 集団のルールを身につけさせる ………………… 50
- 基本的な生活習慣をつける ……………………… 52
- パニックを起こさせないために ………………… 54
- 音や味を感じにくい子、感じやすい子がいる … 56
- 身体機能を高める ………………………………… 58
- 手先の作業はゆっくり練習していく …………… 60
- ●小学校へつなげるために ……………………… 62
- ●相談窓口を利用する …………………………… 63

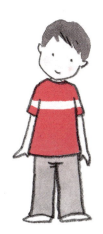

本書の使い方

本書は、主に4歳から就学前までの幼児を対象にしています。まず1章では発達障害と子どもの心の発達に関する基礎知識を解説しています。

2章では基礎調査票と評価シートを載せています。これは保護者、園の先生など、誰でも記入できるように工夫してあります。

実例集は、私が日々現場で携わっている例を少々アレンジしていることをお断りしておきます。ただし、どれも通常よく見受けられるパターンです。子どもの状況は一人ひとり違いますから、25ページに記入するものとまったく同じ例はないはずですが、参考にしてください。

ぜひお読みいただきたいのは3章です。保護者や先生方の対応案を具体的に解説しました。

注意点

- 2章で紹介する評価シートは、子どもの日常の行動を見て、その子の特徴を把握するためのものです。発達障害の診断をするものではありません。
- 基礎調査票は子どもの保護者や先生用で、個人使用を前提としています。公の場で使用する場合は、著作権法上、かならず著者に連絡してください。

基礎調査票の特徴

一般向け……記入者に特殊な知識や専門性を必要としません。その子どもをよく知っている人なら、誰でも活用できるものです。

認識の共有……記入者が違っても、その子どもに対して同じ基準で観察することになるので、共通のパターンが把握できるようになります。その結果、共通の視点から、その子どもへの対策を検討できます。

実施が容易……子どもに負担がかからず、判断基準を作成することができます。

客観性……対象の子どもについて、何人かで記入して比較することで、記入者の認識違いを避けることができます。同じシートに重ねて記入し、比較することもできます。

公平性……複数の人間で話し合いながら、項目を記入していくと、より公平な調査ができます。

多面性……保護者と先生が記入することにより、家庭と園での子どものようすの違いや、保護者と先生でのとらえ方の違いが把握できます。

何回でも使用可能……その子どもの時間的変化をみることができ、改善や悪化が把握できます。同じシートに重ねて記入していくこともできます。

基礎調査票作成方法

平成19年に発行した小学生のための基礎調査票は、アメリカ精神医学会の「DSM-Ⅳ」、世界保健機関の「ICD-10」、文部科学省が平成14年に実施した調査項目等を基本に、アッヘンバッハの「子どもの行動チェックリスト」、ギルバーグの「アスペルガー症候群およびその他の自閉症スペクトラム障害のスクリーニング質問票（ASSQ）」、E・ショプラーの「小児自閉症評定尺度（CARS）」等の資料を参考に作成したものです。

本書の基礎調査票は、先の調査票をふまえ、津守・稲毛式乳幼児精神発達質問紙、グッドイナフ人物画知能検査（DAM）などの項目を参照し、幼児向けに改編したものです。関東周辺の幼稚園・保育園8園を対象に、190人及び問題行動を示す幼児75人、計265人について記入してもらいました。調査は子どもをよく知る担任の先生や母親にお願いしました。この結果をもとに、項目ごとの妥当性、信頼性を検証したところ（くわしくは本書では省略）、分析の結果は妥当性、信頼性ともに充分と判断されました。実例は、保護者の了解を得て、調査を担任の先生に依頼し、結果を考察したものです。個人情報保護のため、複数の実例を組み合わせてアレンジしています。

1 幼児の発達障害の基礎知識

　近年、これまでの概念では理解できない障害のある子どもたちの存在が社会で認知されるようになりました。発達障害です。

　発達障害は心の機能のかたよりであるため、気づきにくいという特徴があります。また、周囲からの理解や支援を得ることが難しく、親のしつけのせいだと思われがちです。

　特に幼いうちは、親を悩ませる言動が障害なのか、発達途中のことなのかの判断は難しいものです。「いずれそのうち」と思っている間に、就学の時期を迎えます。小学校に通うようになると、授業についていけない、友達とトラブルを起こすなどの問題が頻発。いじめや不登校につながることもあります。

＊

　低年齢のうちに周囲が気づき、療育的ケアを受けさせることが大切です。障害の有無が問題なのではありません。その子の「傾向」に合わせた対応が必要なのです。

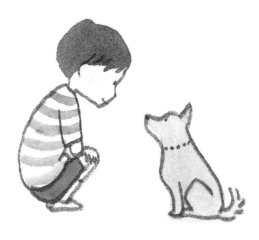

こんなとき発達障害を考えて

親は苦労してきた

けっして子どもがかわいくないわけではないし、一生懸命育児をしてきたつもり。それでも、「なんとなく育てにくい子だなぁ」と思っていたという場合、発達障害があるかもしれません。たとえば、こんなことがありませんでしたか。

- 言葉が出ない、遅れている
- 話しかけても無視。聞こえていない？
- マイペースでがんこ
- 勝手にいなくなったり、走っていったりする
- 友達と遊ばず、ひとりで遊んでばかりいる

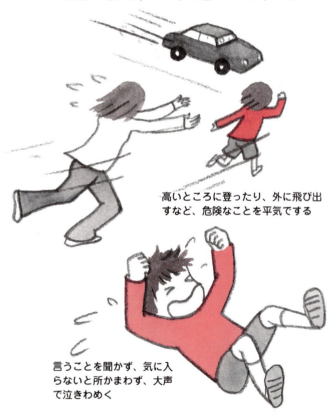

高いところに登ったり、外に飛び出すなど、危険なことを平気でする

言うことを聞かず、気に入らないと所かまわず、大声で泣きわめく

これまで、親は「育て方が悪い」「しつけがなってない」などと言われ、辛い思いをしてきました。けれど、どうしたらいいかわからない、というのが実感です。

園の先生は戸惑っている

保育園や幼稚園に入ってきた子どもたちのなかに、集団行動ができなかったり、極端に指示が通らない子どもがいます。親のしつけのせいではなく、発達障害があるかもしれません。たとえば、このようなことがありませんでしたか。

- 皆と一緒に行動できない
- 友達を突然押したりかんだりする
- 落ち着きがなく突然飛び出していったりする
- 言うことを聞かず、勝手なことばかりする
- 気に入らないと泣き叫んで大騒ぎ

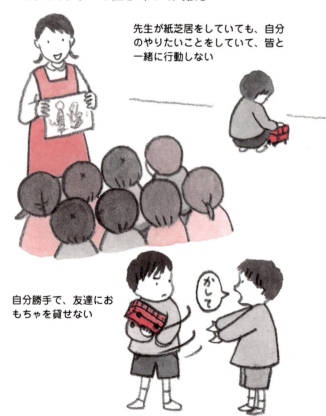

先生が紙芝居をしていても、自分のやりたいことをしていて、皆と一緒に行動しない

自分勝手で、友達におもちゃを貸せない

保育者としての責任を感じ、ついつい怒ってしまいます。しかし、いくら注意しても簡単には子どもの言動は変わりません。どうしたらいいかわからない、というのが実感です。

発達障害とは

最近よく耳にする発達障害という言葉。わが子にあてはまるのか、と考える前に、まず発達障害について、正しい知識をもちましょう。

これまでは障害というと、主に身体障害と知的障害、精神障害のことでした。しかし、脳にはいろいろな機能があり、脳の中の心の機能がうまく働かない人がいることがわかってきました。これが発達障害です。

年齢に合った発達が見られません。

定義

平成28年に施行された発達障害者支援法の改正法では、発達障害を以下のように定義しています。「自閉症、アスペルガー症候群その他の広汎性発達障害、学習障害、注意欠陥多動性障害などの脳機能の障害で、通常低年齢で発現する障害」

男児に多く、男女比は3～4対1です。

原因

原因は、情報伝達の役割をになう神経系や大脳、小脳などのさまざまな機能がうまく働かないのではないかと考えられています。

環境要因としては、出産時のトラブルなどによる脳の損傷、早産、妊娠中の飲酒や喫煙、てんかんなどの合併症、甲状腺疾患などの代謝異常、環境ホルモンなどがあげられますが、解明されていません。

親のしつけや、本人の心理的葛藤（ストレス）によって生じるものではありません。

対応

脳の機能障害の実態が不明なため、根本的な治療法はまだありませんが、適切な対応をすることで、社会性を獲得することができます。

ただ、障害に気づかず適切な対応をしないでいると、二次障害、三次障害（P11参照）につながりかねません。性格が形成される大切な時期に、不適切な対応により、子どもが自尊心を失うことは、障害の有無と同様に重要な問題です。

避けたい対応

親や園の先生は、発達障害に気づかないため、子どもをむやみに怒ってしまうことが少なくありません。困った子だと思っているかもしれませんが、発達障害がある場合、誰よりも子ども本人がどうしてこうなるのかわからないで困っています。怒る前に、なぜそんな行動をとるのか、よく観察し考えて、適切な対応をしてください。対応策は3章でくわしく説明します。

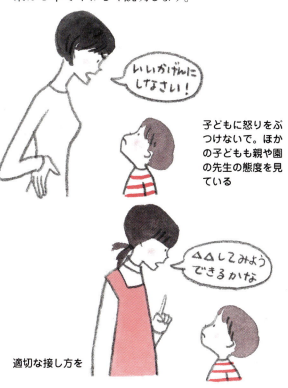

子どもに怒りをぶつけないで。ほかの子どもも親や園の先生の態度を見ている

適切な接し方を

心の機能とは

なにかを感じたり、考えたり、話したり、喜んだり悲しんだりするのは、心の機能によるはたらきです。友達と仲良く遊ぶような人間関係、場をわきまえるといった社会性も同じく心の機能によります。

まとめると、以下のようになります。
・感覚、知覚、認知、記憶、言語、情動
・人間関係、社会性など

発達障害では、こうした機能にかたよりが見られます。また、運動機能に障害が見られることがあります。

発達障害を正しく知ろう

発達障害は3つのグループに分けられる

　発達障害は代表的な3つのグループに分けることができます。発達障害者支援法の定義（P7参照）にある名称にしたがうと、①自閉症、アスペルガー症候群その他の広汎性発達障害、②学習障害、③注意欠陥多動性障害です。これから、それぞれについて考えてみましょう。

広汎性発達障害（PDD）

　広汎性発達障害は、発達障害者支援法に書かれているうち、上記の①をひとまとめにした概念です。広汎性発達障害のなかに、自閉性障害（自閉症）、アスペルガー障害（アスペルガー症候群）、特定不能の広汎性発達障害などが含まれており、自閉症状の強さや、知的な能力が標準より低いか高いかによって、その診断名が異なっていました。これらの分類は2013年に大きく変わりましたが、それについては後述します（P9参照）。

自閉性障害（自閉症）

　乳児のころにはおとなしくて手がかからず育てやすい反面、声をかけても目が合わない、体をそらしてだっこをいやがったなど、親は比較的早くから違和感をもちます。言葉の遅れなどから、多くは3歳以前に気づきます。
　以下のような特性があります。
①人とうまくかかわれない
　他人との関係が希薄で、社会的な関係を上手につくれません。ほかの子に興味を示したり、感情を共有したりすることができません。心を閉ざして他人とかかわりたくないように見えますが、本人はけっして孤独を楽しんでいるわけではありません。
②意思が通じ合わない
　言葉や身振りなどで、コミュニケーションをとることが苦手です。3歳ごろになっても会話がなりたちません。話しかける言葉をオウム返しにすることや、ひとりごとを言うこともあります。
③強いこだわりをもつ
　想像力の発達が不充分で、行動や興味や活動がかたよっています。変化を嫌い、衣服や持ち物など、いつも同じであることにこだわります。ぐるぐる回るなど、意味のない行動をくり返す子もいます。目が回る感覚を楽しんでいるのです。商品ラベルのようなおもちゃではないものや、車のタイヤなど回るものに興味を示します。

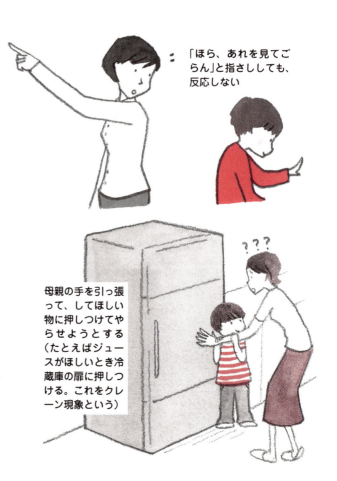

「ほら、あれを見てごらん」と指さししても、反応しない

母親の手を引っ張って、してほしい物に押しつけてやらせようとする（たとえばジュースがほしいとき冷蔵庫の扉に押しつける。これをクレーン現象という）

アスペルガー障害（アスペルガー症候群）

　自閉症の特性と重なりますが、人とかかわる力や言葉の問題が比較的軽く、認知的発達にもほとんど遅れはありません。幼児期には気づかれることが少なく、小学校に通うようになると、対人関係の悩みが起こります。以下の特性があります。

①友達との関係がうまくもてない

　共感性が乏しく、一緒に楽しく遊ぶことができません。相手の気持ちを想像することが苦手で、傷つけるようなことを平気で言ったり、自己主張が強く、一方的に相手を責めたりします。

②話し言葉の遅れと知的な遅れはない

　言語の問題は自閉症より軽いのですが、会話が型にはまっている、不自然にていねいな言葉づかい、話がかみあわないなどの困難があります。

③こだわりが強い

　模様、数字、図形に興味をもちます。記憶力はよく、道順をよく覚え、通園に違う道を通ると混乱して動かなくなることもあります。先のことを想像できないので、変化を嫌います。

④感覚が過敏、運動が苦手

　苦手な音や状況があり、泣いたり騒いだりします。球技やなわとびなど運動が苦手で、ひもを結べないなど手先の不器用さもあります。

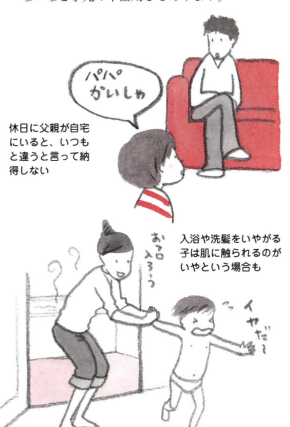

休日に父親が自宅にいると、いつもと違うと言って納得しない

入浴や洗髪をいやがる子は肌に触れられるのがいやという場合も

自閉スペクトラム症（ASD）

　2013年に米国精神医学会によって、広汎性発達障害（PDD）が、自閉スペクトラム症（ASD）に変わりました。3つあった特性が、自閉スペクトラム症では、以下の2つにまとめられました。

①社会的なコミュニケーションの力をもち人間関係をつくっていくことが困難

②行動・興味・活動が限定されて、反復的・常同的なようすが見られる

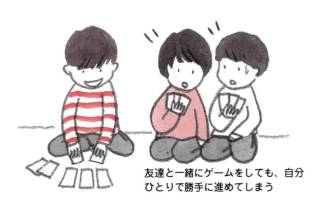

友達と一緒にゲームをしても、自分ひとりで勝手に進めてしまう

延々と小石を並べたり、数字や漢字をじっと見つめたりして遊んでいる

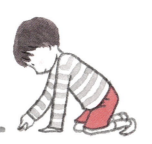

　今まで使われていた自閉症やアスペルガー障害という診断名ではなく、自閉スペクトラム症のレベル1～3という重症度で分類するようになりました。レベル1～3は、日常生活を送るうえでどれだけ支援が必要かということで判断するのですが、知的な遅れを伴わないアスペルガー障害の子どもたちは、レベル1でよいのかなど、判断が難しくなります。

　また今でも、自閉症、アスペルガー障害という診断名も使われており、そのなかで自閉スペクトラム症という診断名も広がっているので、ひじょうにわかりにくくなっています。

注意欠如・多動症（ADHD）

　幼児期から不注意、多動性、衝動性の症状が見られます。こうした特性は、障害のない子でも見られますが、その度を越しているのです。そのため、人間関係、社会性、あるいは学業、仕事に支障が出ます。言葉の発達は良好です。

　主に3つの大きな特性のうち、どの要素が強いかによって、不注意優勢状態、多動性・衝動性優勢状態、混合状態に分けられます。

　いきなり人の物をとったり、たたいたりして友達を泣かせるので、乱暴な子だと見られがちです。落ち着きがなく、走り回ったりするので、しつけが悪いと非難される親も少なくありません。しかし、親はこれまで、なかなか言うことを聞かない子どもにふりまわされ、苦労しています。

①不注意
　親や先生の言うことをちゃんと聞かず、注意があちこちに移ります。気が散りやすく、作業に集中して取り組めません。やることがわからなくなったり、しょっちゅう忘れ物やなくし物をしたりします。いいかげんな子と見られがちです。

②多動性
　作業や食事を、じっと席に座って続けることができません。おしゃべりが止まらないのも、多動の一種です。

　多動のなかでも、移動性と非移動性に分けられます。移動性の多動の子は、高いところに登ったり、いきなり部屋を飛び出したりします。

　非移動性では、手足をもじもじさせたり、座っている椅子からずりおちるなど、常に体の一部が動いています。お行儀が悪い子と見られがちです。

③衝動性
　がまんや待つことができません。順番が待てず、列に割り込んだり、質問が終わらないうちにだしぬけに答えたりします。

　親や先生の言うことを聞かず、泣いたり騒いだりするのは、感情のコントロールが苦手なためです。ほかの子にちょっかいをだして叱られたとき、ゲームで負けたときなど、がまんできず大騒ぎします。パニックになることもあります。乱暴な子と見られがちです。

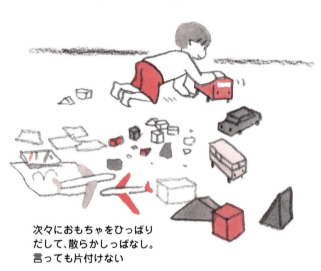

次々におもちゃをひっぱりだして、散らかしっぱなし。言っても片付けない

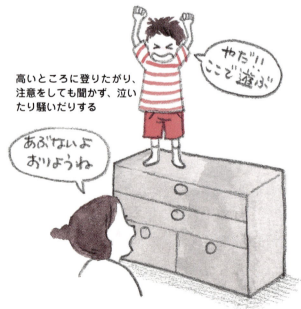

高いところに登りたがり、注意をしても聞かず、泣いたり騒いだりする

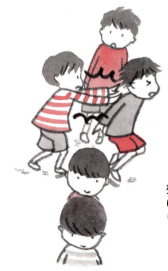

列に並んでいる友達をいきなり突き飛ばしたりする

限局性学習症（SLD）

　聞く、話す、読む、書く、計算、推論などの能力のいくつかに障害があります。これまで学習障害（LD）といわれてきましたが、2013年に米国精神医学会によって、読み書き、算数の分野で理解や習得がいちじるしく難しい場合を限局性学習症（SLD）とされました。しかし、SLDという言葉はあまり浸透していないので、本書ではLDと表記します。

　文字を読めない、数を数えられないなどは幼児期にはあまり気づかれませんが、小学生になって目立ってきます。本人はがんばっているのに極端にできない部分があり、なまけている、わざとやっているなど、性格の問題にされたり、知能全体が遅れていると思われたりします。劣等感や挫折感から、不登校になることもあります。

知的能力障害

　今までは知能指数（IQ）70未満が知的な遅れがあるという判断基準でしたが、現在は数値による判断ではなく、概念的、社会的、実用的な領域においてどのくらいの支援が必要かを基準に、軽度・中等度・重度・最重度の判断をします。

その他の発達障害

コミュニケーション症群

　言葉と会話に困難性が見られます。言葉の遅れは、下記のように分けられます。
言語症……言葉が少ない、会話が短く限られているなど、年齢に比べ語彙（ごい）の習得や使用が困難。
語音症……年齢に見合った正しい発音ができず、わかりにくい（音の置換、省略、脱落、歪曲）。
吃音（きつおん）……音声、音節のくり返し、音声の延長、単語の途切れ等で、流暢（りゅうちょう）に会話ができない。
社会的コミュニケーション症……あいさつ、TPOに合った会話、冗談などの理解が苦手。

運動症群

発達性協調運動症……協調させる動作（スキップなど）が極端に苦手。手先が不器用。
常同運動症……一見、意味のない動作をくり返す（手を振る、体をゆする、体をたたくなど）。
チック症群……突発的に音声や体の動きなどが生じて、くり返す。

発達障害の関連

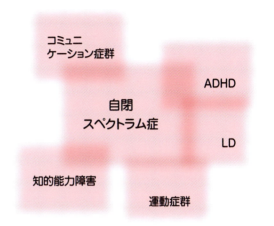

二次障害、三次障害を防ぐ

　発達障害そのものを一次障害とすると、周囲が気づかず不適切な対応をすることによって、自信をなくす、劣等感を強める、周囲への不信感をもつ、反発する、ひどく反抗的になるなどの二次障害が現れることがあります。頭痛、腹痛、夜尿症などの身体面に出ることもあります。やがて虐待、家庭内暴力、不登校、うつ、ひきこもりなどの三次障害につながることもあります。そうならないよう、早期の支援と対応が必要です。

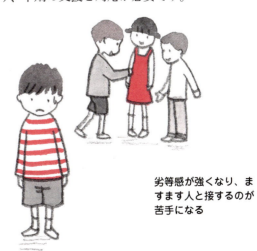

劣等感が強くなり、ますます人と接するのが苦手になる

障害？ 性格？ 心の発達を見極めたい

　発達とは、心や体のはたらきにかかわる脳神経系の成熟をいい、心の発達もじつは脳神経系の機能発達によるものです。脳神経系ができあがるのは3～5歳ごろがピークといわれます。幼児期はひじょうに重要な時期なのです。

　体の機能、運動能力の変化、心理的・社会的機能が成熟していきます。

　下表に発達の目安をあげますが、個人差が大きいので、何歳までになにができるはず、という線引きはしないでください。むしろ、どういう順番で、次になにができるようになるか、そのためにどのようなはたらきかけをしていくかを考えるヒントにしましょう。

　発達には遺伝だけでなく環境が大きく影響します。周囲の対応しだいで、子どもの発達を促すことができるのです。

幼児の発達の目安

	体	心	生活習慣
1歳	● 数歩歩ける ● 走ることができる ● 歯が上下6本ずつはえる	● なぐり書きをする ● 物の名を聞くと指さす ● 2～3の単語を話す ● おもちゃを引っぱって歩く ● 2語文を話す	● 離乳食から幼児食になる ● ストローで飲める
2歳	● ぴょんぴょん両足でとぶ ● 追いかけっこをして遊ぶ ● すべり台をすべる ● はさみで切る	● ままごとをする ● 友達の名が言えるようになる ● 欲しくてもがまんすることができる ● 積木を並べて遊ぶ	● トイレトレーニングを始める ● スプーン、コップが使える ● 自分でくつをはこうとする
3歳	● 三輪車にのれる ● 足を交互にして階段を上がる	● ごっこ遊びができる ● 丸を描くことができる ● 名前を呼ばれると返事をする ● 順番にぶらんこなどを使う ● 「貸して」と言う ● 絵本を見ながら話し合う	● おむつがとれる
4歳	● でんぐり返しができる ● 片足とびができる ● スキップができる	● かくれんぼができる ● 鬼ごっこができる ● 「入れて」と言う	● はしを使い始める
5歳	● ジャングルジムにのぼる ● ぶらんこに立ちのりしてこぐ	● 思ったものを絵に描く ● じゃんけんで勝ち負けがわかる ● いけないことをしている子に注意する ● ひらがなを読む ● 名前をひらがなで書く ● 数字を書く	● 自分で大便のしまつができる
6歳			

『乳幼児精神発達質問紙』（津守真他著／大日本図書）を参考

第一次反抗期になったら

2～3歳ごろの自我が芽生える時期に、第一次反抗期がやってきます。未熟な自我なので、単純な反抗です。大人の言うことに「いや」と自己主張するので、「いやいや期」ともいうようです。

大人は無理に抑えつけず、自我の発育を促しましょう。ただし、これはなんでも言うことを聞いて受け入れるのとは別のこと。がまん、自律心も育てなければなりません。

やがて親をモデルとしてとりこみ、心のなかに良心、善悪の判断といった内観的規範が発達してきます。社会に適応した自発的なふるまいができるようになる第一歩です。

「言葉の遅れ」が心配なら

とくに原因がなく、発達の個人差で発語が遅い子はいます。なかには、緘黙(かんもく)といって、話す能力があるのに、話さない子もいます。

発達障害の有無は、言語以外のコミュニケーションの程度を見て、必要なら専門家に相談します。言葉の意味を理解しているか、大人と一緒に遊びたがるか、大人のまねをするか、といったことがポイントです。＊

まず次のようなことを心がけてください。
- 家族の中で会話を増やす
- 明るく、はっきり、楽しく話しかける
- 子どもが話しかけたら、すぐに反応する
- にこやかに、表情豊かに話しかける

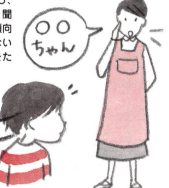

まず難聴がないか確認を。後ろで名前をよび、ふりむくようなら、聞こえている。自閉傾向があるとふりむかないので、なにか物音をたてて反応を見る

こんな心配があるなら

●場面緘黙

家では普通に話せるのに、人前では緊張してしまって話せなくなる子がいます。親が気にして叱ったり、あいさつを無理強いすると、子どもは傷つき、ますます自信を失います。こじれてしまうと外ではいっさい口をきかなくなります。幼稚園などの集団の中ではひと言もしゃべりません。

母親とのふれあいを深め、子どものあるがままを受け入れ、自信をもたせること。また、家庭でも園でも、皆で楽しく声の出せる場面（鬼ごっこ、ボール投げなど）を工夫し、自然に声が出るように導くことです。

●夜泣き

赤ちゃんの夜泣きは生理的なものです。幼児の夜泣きは昼間の体験がもとでこわい夢を見たり、おねしょが原因となっています。

また、睡眠中に歩いたりする夢遊病や、夜中に金切り声をあげて泣き叫ぶ夜驚症は、身近な家族に似たような経験をもつ人がいるなど、遺伝的要因があります。脳の成熟過程の現象で、成長につれて治まります。

●チック

まばたき、顔をしかめる、首をふる、声を出すなどの動作をくり返します。結膜炎がきっかけでまばたきがくせになったという例もあります。本人は無意識なので、やめなさいと言うと、かえって意識して逆効果です。

最近の研究では、なりやすい体質があることがわかり、脳の機能障害の一種といわれています。一過性で消える場合が多いのですが、複雑化するようなら専門医をさがして早めに相談。薬で治療もできます。

ストレスや緊張はチックを悪化させるので、なるべく取り除き、そっと見守る

＊くわしく知りたい方は、健康ライブラリー イラスト版『ことばの遅れのすべてがわかる本』（中川信子監修）をごらんください。

就学前に対応策を講じる

幼児期の療育がたいせつ

　幼児期には、基本的な生活習慣が身につき、思考力が発達します。社会的にも心理的にも集団生活の準備がととのう時期です。

　その段階で、発達に障害があることに気づかず、小学校という集団生活に入ると、さまざまな問題につまずくことになります。保護者、先生だけでなく、なにより本人がつらい思いをするでしょう。だから、就学前の適切な対応が必要なのです。

　発達障害のある子へは、「療育」をおこなっていきます。療育とは、治療と教育の両面からアプローチして、改善しようというものです。

　幼児期は脳の機能が育つ時期。脳の機能障害である発達障害の療育をはじめるには、最適な時期です。実際、療育機関は幼児向けがほとんど。二次障害が出ないうちということも重要です。

●覚えておきたい療育法

TEACCH（ティーチ）：自閉症および関連したコミュニケーション障害の子どもの療育法。米国ノースカロライナ州で展開されている保健施策ですが、世界中で実践されています。場面の構造化、情報やスケジュールの視覚化・構造化により、児童が集団や社会に自立的に対応することを促します。

行動療法：いわば、ていねいなしつけを根気よく行うことに通じます。よい行いはほめて強化し、悪い行動をなくしていきます。目標を細分化し、くり返し行うことで身につけさせます。

感覚統合療法：体を動かすことで感覚を刺激し、さまざまな感覚を交通整理する、脳の働きを促す療育法です。

認知行動療法：子どものものの見方や特性をとらえ、現実に合うようにしていきます。よいモデルを提示して不適切な反応を消去するモデリング法や社会的スキルを身につける訓練を行うSSTなどがあります。

園こそ子どもを成長させる場

　発達障害があるかもしれないと思うと、子どもを幼稚園や保育園に通わせることが心配になる保護者は少なくありません。

　しかし、子どもにとって園は生活の場です。しかも環境的には、他者とのかかわりのなかで成り立っています。いわば、発達障害のある子の最大の弱点を克服していく場だといえるでしょう。

　幼児どうしは障害の有無など気にせず、どんな子でも受け入れる柔軟性をもっています。つなぎ役は先生や保護者。障害のある子もない子も、日々の生活と遊びのなかで育っていくのです。

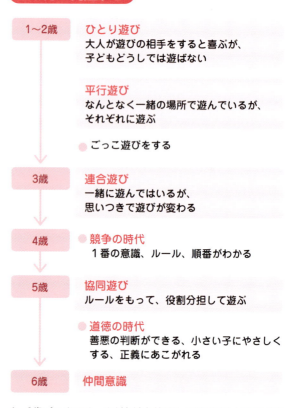

遊び方も発達する

1〜2歳　ひとり遊び
大人が遊びの相手をすると喜ぶが、子どもどうしでは遊ばない

平行遊び
なんとなく一緒の場所で遊んでいるが、それぞれに遊ぶ

● ごっこ遊びをする

3歳　連合遊び
一緒に遊んではいるが、思いつきで遊びが変わる

4歳　● 競争の時代
1番の意識、ルール、順番がわかる

5歳　協同遊び
ルールをもって、役割分担して遊ぶ

● **道徳の時代**
善悪の判断ができる、小さい子にやさしくする、正義にあこがれる

6歳　仲間意識

1〜2歳ごろまでは、まだ友達と協調して遊ぶことはできない。その後、じょじょに社会性が育ち、友達にゆずったり、ルールを守ったりして、楽しく遊ぶことができるようになる

基礎調査票・評価シートと実例集

　保護者や先生方は、子どもたちに発達障害があるのかもしれないと思っても、どうしたらいいか戸惑うことも多いでしょう。近年、園を専門家が訪問し、子どものようすを見ながら、支援を話しあっていく制度が広がっています。専門家の助言を受けながら、子どもたちに合った支援を考えていきましょう。

　これから紹介する基礎調査票と評価シートは、特別な専門知識がなくても、その子の日常をよく知っている人なら、誰でも記入できます。結果をグラフ化することで、容易に支援計画をつくることができます。また、何度かくり返しおこなえば、子どもの成長がわかるでしょう。

＊

　くれぐれも注意していただきたいのは、結果を見て発達障害だと即断しないでほしいこと。その子の特性を把握して行動を理解し、支援を考えるためのものです。

　まわりの意識と働きかけで、子どもは大きく成長します。伸びる力を信じて、支えていってください。

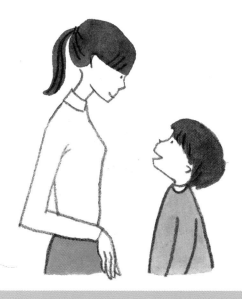

「基礎調査票」はＤＳＭ-Ⅳに基づいて作成したものです。ＤＳＭ-5では、特に自閉スペクトラム症の診断特性を２つに統合しています（→P9）が、本書では３つ（→P8）のままにしています。そのほうが、年齢による変化などを、より細かく把握でき、支援に役立てることができるという判断からです。

基礎調査票と評価シートの使い方

調査と記入の順序

❶ 基礎調査票を記入する

項目は全部で14項目あります。1ページに2項目ずつ掲載していますので、全部で7ページが基礎調査票です。

設問にあてはまる答えを1〜5より選び、〇をつけてください。答えにくいものは、とばしてかまいません。

❷ 合計点数を計算する

〇をつけた数字の点数を合計します。

❸ 平均点数を計算する

〇をつけた質問の数で、合計点数を割り算して、平均点を出します（小数第2位を四捨五入）。

合計点数 ÷ 質問項目の数 ＝ 平均点
　　　　　（〇をつけた数）

❹ 評価シートに記入する

実施日、子どもの年齢などを記入します。

③の平均点を25ページの表に転記します。

表の数字を記入して、完成させます。

そのほかに気づいたことや長所を文章で記入します。

基準のスケールは奇数ページの右上にあげてあります。

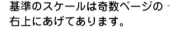
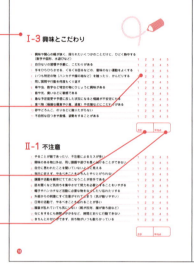
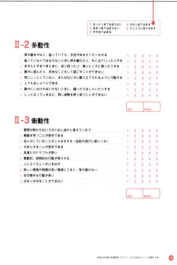
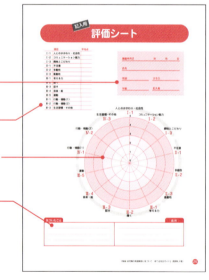

❺ 比較検討する

評価シートと基礎調査票の各項目を見比べると全体が読み取れ、今後の対応策が立てやすくなります。

❻ 実例を参考に対応策を立てる

26ページ以降に実例を8つあげてあります。ぴったり同じものはないでしょうが、参考にしてください。

実施する人、とき

　子どもをよく知っている大人が記入します。保護者、園の先生などが最適です。複数の人が相談して記入し、多面的に検討することもできます。

　1回だけでなく、子どもの成長にともなって適宜実施してかまいません。対応の効果を見るため、何度か実施し、比較することもできます。

結果が気になるとき

　医療機関を受診したほうがよいでしょう。発達障害以外の原因が隠れていることもあるので、たとえば以下のような検査をすることもあります。
①心理検査（発達検査、知能検査など）
②視覚検査、聴覚検査など
③脳に損傷や疾患がないか脳の検査

子どもの行動に関する基礎調査票

調査年月日 _____   氏名 _____

性別 ____ クラス ____ 年齢 ____ 記入者 ____

1 まったくあてはまらない	4 かなりあてはまる
2 あまりあてはまらない	5 ひじょうにあてはまる
3 ややあてはまる	

I-1 人とのかかわり・社会性

1	話をするときに視線が合わない	1 2 3 4 5
2	表情や身振りなどで気持ちを伝え合うことができない	1 2 3 4 5
3	友達とうまくかかわれない	1 2 3 4 5
4	人の気持ちがわからないと感じるときがある	1 2 3 4 5
5	話しかけられても相手に注意を向けない	1 2 3 4 5
6	ほかの子どもや周囲に関心を示さない	1 2 3 4 5
7	友達と協力したり助け合うことができない	1 2 3 4 5
8	友達といるより、ひとりでいることが多い	1 2 3 4 5
9	自己主張が強く、とてもがんこである（わがままで自分勝手のように見られる）	1 2 3 4 5
10	表情が乏しい	1 2 3 4 5

合計	平均点

I-2 コミュニケーション能力

1	話し言葉に遅れがあり、身振りなどにより補おうとしない	1 2 3 4 5
2	他人と話をする能力に、あきらかな困難性がある	1 2 3 4 5
3	独り言、同じ言葉のくり返し、独特の言葉などがある	1 2 3 4 5
4	ごっこ遊びや物まね遊びが見られない	1 2 3 4 5
5	「やめて」「貸して」など、自分の気持ちをうまく言葉で表現できない（言葉のかわりに、かみついたり押したりする）	1 2 3 4 5
6	会話がかみあわない	1 2 3 4 5
7	場の雰囲気や状況がわからず、ふさわしくない言動をする	1 2 3 4 5
8	じょうだんやいやみがわからず、言葉どおりに受け止める	1 2 3 4 5
9	会話の仕方が形式的で、不自然な感じがする	1 2 3 4 5
10	相手がとまどうようなことも、平気で言ってしまう	1 2 3 4 5

合計	平均点

『新版 幼児期の発達障害に気づいて・育てる完全ガイド』（黒澤礼子著）

I-3 興味とこだわり

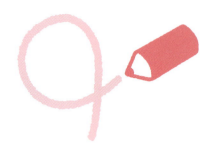

1	興味や関心の幅が狭く、限られたいくつかのことだけに、ひどく熱中する（数字や図形、車、虫、恐竜、水遊びなど）	1	2	3	4	5
2	自分なりの習慣や手順に、こだわりがある	1	2	3	4	5
3	手をひらひらさせる、ぐるぐる回るなどの、意味のない運動をよくする	1	2	3	4	5
4	いつも特定の物（ハンカチや服の袖など）を触ったり、かんだりする	1	2	3	4	5
5	同じ質問や行動を何度もくり返す	1	2	3	4	5
6	音や光、臭いなどに敏感である	1	2	3	4	5
7	急な予定変更や予想に反した状況になると情緒が不安定になる	1	2	3	4	5
8	食べ物（極端な偏食や小食、過食）や衣服などにこだわりがある	1	2	3	4	5
9	砂やどろんこ、のりなどに触りたがらない	1	2	3	4	5
10	不自然な目つきや表情、姿勢をすることがある	1	2	3	4	5

合計	平均点

II-1 不注意

1	やることが雑であったり、不注意によるミスが多い	1	2	3	4	5
2	興味のある物以外は、同じ課題や遊びを長く続けることができない	1	2	3	4	5
3	自分に言われたことを聞いていないように見える	1	2	3	4	5
4	課題や活動を順序だてておこなうことが苦手である	1	2	3	4	5
5	話を聞くなど気持ちを集中させて努力を必要とすることをいやがる	1	2	3	4	5
6	帽子やハンカチなど活動に必要な物をなくしたり忘れたりする	1	2	3	4	5
7	外部からの刺激にすぐ注意がそれてしまう（気が散りやすい）	1	2	3	4	5
8	日常の活動で、やるべきことを忘れることが多い	1	2	3	4	5
9	なにをするにも時間がかかるなど、時間どおりに行動できない	1	2	3	4	5
10	きちんと片付けができず、持ち物がいつも散らかっている	1	2	3	4	5

合計	平均点

1 まったくあてはまらない	4 かなりあてはまる
2 あまりあてはまらない	5 ひじょうにあてはまる
3 ややあてはまる	

Ⅱ-2 多動性

1	落ち着きがなく、座っていても、手足や体をモゾモゾさせる	1 2 3 4 5
2	座っていなくてはならないときに席を離れたり、外に出ていったりする	1 2 3 4 5
3	きちんとするべきときに、走り回ったり、高いところに登ったりする	1 2 3 4 5
4	静かに遊んだり、好きなことをして過ごすことができない	1 2 3 4 5
5	常にじっとしていない、またはなにかに駆り立てられるように行動する	1 2 3 4 5
6	とてもおしゃべりである	1 2 3 4 5
7	静かにしなければいけないときに、騒いだりはしゃいだりする	1 2 3 4 5
8	じっと立っているなど、同じ姿勢を長く保つことができない	1 2 3 4 5

合計	平均点

Ⅱ-3 衝動性

1	質問が終わらないうちに出し抜けに答えてしまう	1 2 3 4 5
2	順番を待つことが苦手である	1 2 3 4 5
3	他人がしていることのじゃまをする（会話や遊びに割りこむ）	1 2 3 4 5
4	がまんすることが苦手である	1 2 3 4 5
5	友達とのトラブルが多い	1 2 3 4 5
6	衝動的、突発的な行動が見られる	1 2 3 4 5
7	人によくちょっかいを出す	1 2 3 4 5
8	新しい環境や刺激の多い環境に入ると、落ち着かない	1 2 3 4 5
9	自分勝手な行動が多い	1 2 3 4 5
10	決まりを守ることができない	1 2 3 4 5

合計	平均点

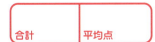

『新版 幼児期の発達障害に気づいて・育てる完全ガイド』（黒澤礼子著）

Ⅲ-1 考える力

1. 程度やニュアンスをあらわす言葉の理解が困難である
   (そっとしまって、少しだけならいいよなど)   1   2   3   4   5
2. 簡単な質問に答えられない
   (お名前は？ 園で今日はなにをしたの？)   1   2   3   4   5
3. 年齢相応の数の概念がない
   (4歳で3〜5個、6歳で10個くらいの物を数える)   1   2   3   4   5
4. 年齢相応の課題ができない
   (色の名前や形の名前が正しく言えないなど)   1   2   3   4   5
5. あれ、それ、などの指示代名詞が理解できない   1   2   3   4   5
6. 毎日の決まった行動が身につかない
   (登園後の支度など)   1   2   3   4   5
7. 早合点や飛躍した考え方をする   1   2   3   4   5
8. 年齢相応の遊びのルールが理解できない
   (かくれんぼ・おにごっこ→4〜5歳、じゃんけん→5歳など)   1   2   3   4   5
9. 一度にいくつかの指示を出すとわからなくなって全部はできない
   (はさみとのりと色紙を持ってくるなど)   1   2   3   4   5
10. クラスの友達の名前がなかなか覚えられない   1   2   3   4   5

合計	平均点

Ⅲ-2 聞く

1. 話の要点を正しく聞き取ることができない   1   2   3   4   5
2. 友達どうしの話についていけない（話の流れがわからない）   1   2   3   4   5
3. 同時にいくつかの指示を出すと、聞きもらしがある   1   2   3   4   5
4. 個別に言われると聞き取れるが、集団場面では難しい   1   2   3   4   5
5. 指示を聞いて指示通りに行動することが難しい   1   2   3   4   5
6. 聞いても覚えていない   1   2   3   4   5

合計	平均点

1 まったくあてはまらない	4 かなりあてはまる
2 あまりあてはまらない	5 ひじょうにあてはまる
3 ややあてはまる	

Ⅲ-3 話す

1	話すときに音の誤りなどがある（「さかな」を「たかな」、「りんご」を「りんど」など）	1	2	3	4	5
2	声のトーンや抑揚が不自然である	1	2	3	4	5
3	適切な速さで話すことが難しい（たどたどしく話す、とても早口である）	1	2	3	4	5
4	言葉につまったり、話ができなくなることがある	1	2	3	4	5
5	単語の羅列や、短い文など内容的に乏しい話をする	1	2	3	4	5
6	思いつくままに話すなど、筋道の通った話をするのが難しい	1	2	3	4	5
7	発音が不明瞭で、なにを言っているのか聞き取れないことがある	1	2	3	4	5
8	一方的に自分の話したいことだけを話す	1	2	3	4	5

合計	平均点

Ⅲ-4 音楽・絵

1	音楽に合わせて、歌ったり体を動かすことができない	1	2	3	4	5
2	同年齢の子に比べ、楽器の演奏がうまくできない	1	2	3	4	5
3	同年齢の子に比べ、絵が幼く、色使いも少ない	1	2	3	4	5
4	好きな色しか使わない（青やピンク一色で描くなど）	1	2	3	4	5
5	人の顔や体などが、年齢相応に描けない（丸に目口→3歳後半、顔から手足→4歳前半、体に手足→4～5歳、手の指や洋服の飾りなども描く→5～6歳）	1	2	3	4	5
6	人の顔や姿をあまり描かず、描くものがいつも決まっている（線路、電車、車など）	1	2	3	4	5

合計	平均点

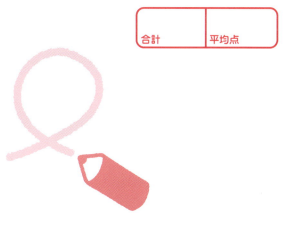

『新版 幼児期の発達障害に気づいて・育てる完全ガイド』（黒澤礼子著）

Ⅲ-5 運動

1	走ったり跳んだりするとき、手足の動きが不自然である （動きがギクシャク、あるいはグニャグニャする）	1	2	3	4	5
2	全身を使った運動が苦手である （ボール遊び、マット運動など）	1	2	3	4	5
3	動作がひじょうに緩慢である	1	2	3	4	5
4	動作やジェスチャーがぎこちない	1	2	3	4	5
5	バランスが悪く、ころびやすい	1	2	3	4	5
6	リズムをとることが苦手である	1	2	3	4	5
7	年齢相応の運動ができない （三輪車→3〜4歳から、片足けんけん・スキップ→4〜5歳から）	1	2	3	4	5
8	手先の不器用さが目立つ （ボタンのかけ外し、折り紙、はさみなど）	1	2	3	4	5

合計	平均点

Ⅳ-1 行動・情動（1）

1	思うようにならないとひどく泣きわめいたり暴れたりする	1	2	3	4	5
2	反抗的で、先生や親に口答えする	1	2	3	4	5
3	感情にむらがあり、ちょっとしたことで急に怒ったりする	1	2	3	4	5
4	嫌いなことや苦手なことをやらせようとすると激しく反発する	1	2	3	4	5
5	気に入らないと、暴言（「くそばばあ、死ね」など）を言う	1	2	3	4	5
6	気に入らないと、たたく、けるなどの乱暴な行動をする	1	2	3	4	5

合計	平均点

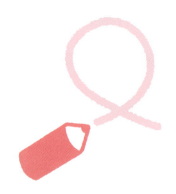

	1 まったくあてはまらない	4 かなりあてはまる
	2 あまりあてはまらない	5 ひじょうにあてはまる
	3 ややあてはまる	

Ⅳ-2 行動・情動（2）

1	チックのような症状が見られる（ひんぱんなまばたき、顔をしかめるなど）	1	2	3	4	5
2	自傷行為が見られる（頭を壁などにぶつける、たたく、髪をむしるなど）	1	2	3	4	5
3	緊張しやすく、泣いたり、かたまったり、パニックを起こしたりする	1	2	3	4	5
4	特定の物、特定の状況や場所をこわがったりいやがったりする（紙芝居、映画館など暗い場所、風でゆれる木など）	1	2	3	4	5
5	園に行くのをひどくいやがる	1	2	3	4	5
6	不安が強く、親から離れられない	1	2	3	4	5
7	子どもの集団に入っていくことをいやがる	1	2	3	4	5
8	新しい環境や集団に慣れるまで、とても時間がかかり、不安を示す	1	2	3	4	5
9	くり返し手を洗うなど、同じ行為を何度もおこなう	1	2	3	4	5
10	突飛な言動をする	1	2	3	4	5

合計	平均点

Ⅳ-3 生活習慣・その他

1	全体に無気力で動作がにぶく、ボーッとしている	1	2	3	4	5
2	場面に関係なく奇声を発したり、のどを鳴らしたりする	1	2	3	4	5
3	年齢のわりに幼い行動をする	1	2	3	4	5
4	トイレでの排泄習慣が身についていない（尿→3～4歳、大便→5歳）	1	2	3	4	5
5	衣服の着脱や食事などの生活習慣が身についていない	1	2	3	4	5
6	服装が乱れていても気にしない（靴が反対、服が後ろ前など）	1	2	3	4	5

合計	平均点

『新版 幼児期の発達障害に気づいて・育てる完全ガイド』（黒澤礼子著）

評価シートの解説と見方

調査項目を大きく4つに分類

発達障害の傾向を見るため、その障害の特徴に合わせ、設問も4つの分野に分けています。

Ⅳ 発達障害に関係のありそうな項目を見ます
Ⅳ-1は乱暴な言動など反抗挑発傾向を対象とした設問。Ⅳ-2は不安が強いなど発達障害に併発することの多い症状。Ⅳ-3は生活習慣が身につかないなど気になる症状

3以上になった項目は対応策が必要です

2〜3はグレーゾーンで、要注意です

評価シートの気になる項目と基礎調査票の数値の高い設問を比較すると、より正確に状況が把握できます。

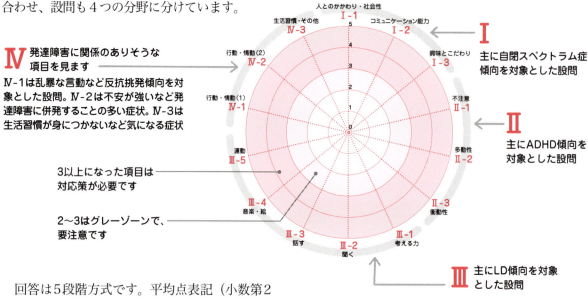

Ⅰ 主に自閉スペクトラム症傾向を対象とした設問

Ⅱ 主にADHD傾向を対象とした設問

Ⅲ 主にLD傾向を対象とした設問

回答は5段階方式です。平均点表記（小数第2位を四捨五入し、第1位まで）としました。また、専門機関への紹介が必要か否かの見極めには、今後多数の例を用いて基準値を決めていくことが必要と考えています。参考までに、現在までに調査した約200名の発達障害の可能性がなさそうな子どもの各項目の平均点は、すべて1.2〜1.6点の間に位置しています。

行動や性格特性を見る

実例からもわかりますが、子どもはさまざまな特性を複合的にもっているのが普通です。すでに医療機関で診断されている子でも、調査票の結果をシートに移してみると、その特性が障害名から考えられる項目だけではないことがわかります。
誰もがもっている行動や性格特性が、どのくらいの強さで現れているのかを把握して、その子への支援を考えていくうえでの、判断の目安としてください。

ふだんから子どもをよく見よう

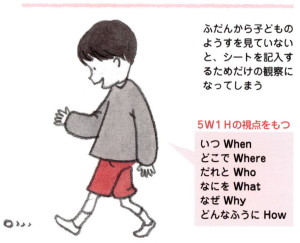

ふだんから子どものようすを見ていないと、シートを記入するためだけの観察になってしまう

5W1Hの視点をもつ
いつ When
どこで Where
だれと Who
なにを What
なぜ Why
どんなふうに How

上記6つの視点をはずさず、ふだんから子どもの言動を見て、記入します。記入は1回すれば終わりというものではありません。子どもの成長に合わせ、折にふれて記入してみましょう。変化や発達の過程がわかります。

評価シート

記入用

項目		平均点
Ⅰ-1	人とのかかわり・社会性	
Ⅰ-2	コミュニケーション能力	
Ⅰ-3	興味とこだわり	
Ⅱ-1	不注意	
Ⅱ-2	多動性	
Ⅱ-3	衝動性	
Ⅲ-1	考える力	
Ⅲ-2	聞く	
Ⅲ-3	話す	
Ⅲ-4	音楽・絵	
Ⅲ-5	運動	
Ⅳ-1	行動・情動(1)	
Ⅳ-2	行動・情動(2)	
Ⅳ-3	生活習慣・その他	

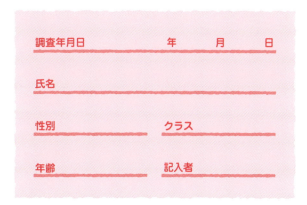

調査年月日　　　年　　月　　日

氏名

性別　　　　　　クラス

年齢　　　　　　記入者

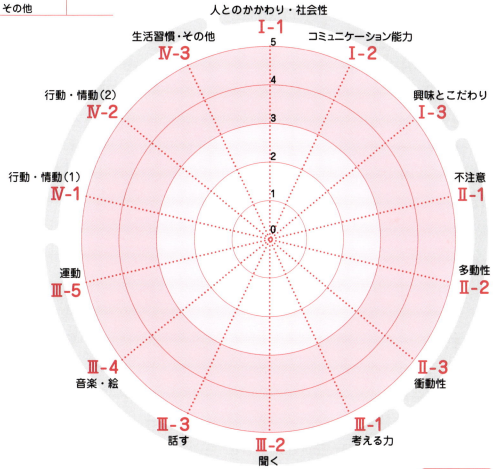

気づいたこと

長所

『新版 幼児期の発達障害に気づいて・育てる完全ガイド』（黒澤礼子著）

8つの実例に見る状況と経過

これらの実例は個人情報保護のため、いくつかのケースを組み合わせたものです。

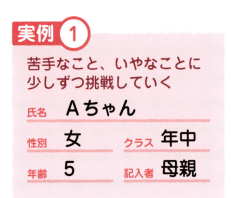

実例①

苦手なこと、いやなことに少しずつ挑戦していく

氏名	Aちゃん		
性別	女	クラス	年中
年齢	5	記入者	母親

相談の内容●5歳3ヵ月のAちゃんは保育園に通っています。言葉の遅れがあるということで相談がありました。5歳にしては舌たらずで幼い話し方をします。表情はニコニコとやさしく、とてもかわいらしい女の子です。

話しかけても、なかなかこちらを見てくれません。なにかに気をとられていたり、母親のほうを見て返事をしたり……。「Aちゃん、先生を見てお話ししなさい」と母親に言われると、「は〜い」と返事をして、こちらを見るのですが、すぐ視線が離れてしまいます。

ままごと道具がお気に入りで、いつまでも遊んでいます。「Aちゃん、ケーキをお母さんに持っていってください」とか、「先生も食べたいな」と言っても、持ってきてくれません。目の前に並べておきたいようです。

「そういえば、ちょっと変わったところがあって、観劇会で人形劇を見たら、こわくて泣いてしまったり、写真を撮るのも嫌いなんです。電車に乗るのもすごくいやがるので、遠いところには、車で行くしかないんですよ。トイレも外では行けませんし、なにかこだわりがあるんでしょうかね」と母親は言います。

いつもニコニコしているので、あまりこだわりがあるようには見えないのですが、Aちゃんにとっていやなことは、頑としていやがるようです。

認知の面も少し遅いようです。赤・青・黄色などの色の名前や、○△□の形の名前などは、言えるものと言えないものとがあり、数も数えられるのは3つまでです。また、赤を「あた」、りんご

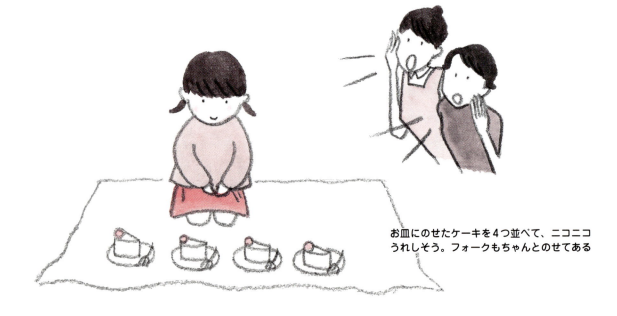

お皿にのせたケーキを4つ並べて、ニコニコうれしそう。フォークもちゃんとのせてある

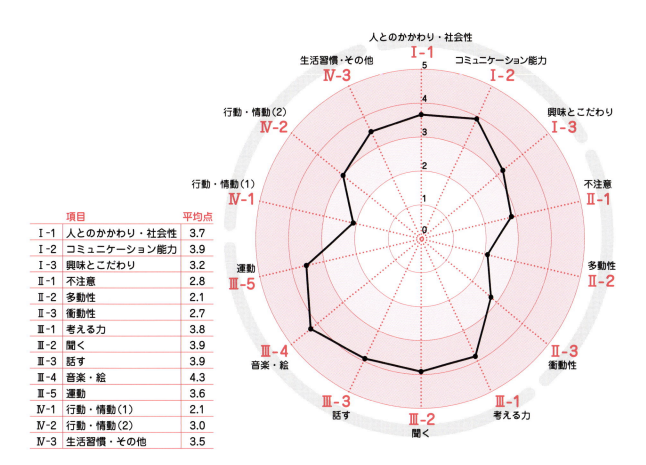

項目		平均点
Ⅰ-1	人とのかかわり・社会性	3.7
Ⅰ-2	コミュニケーション能力	3.9
Ⅰ-3	興味とこだわり	3.2
Ⅱ-1	不注意	2.8
Ⅱ-2	多動性	2.1
Ⅱ-3	衝動性	2.7
Ⅲ-1	考える力	3.8
Ⅲ-2	聞く	3.9
Ⅲ-3	話す	3.9
Ⅲ-4	音楽・絵	4.3
Ⅲ-5	運動	3.6
Ⅳ-1	行動・情動(1)	2.1
Ⅳ-2	行動・情動(2)	3.0
Ⅳ-3	生活習慣・その他	3.5

を「りんど」など、カ行とタ行の音が置き換わっています。絵を描いてもらいましたが、ピンクの色鉛筆でなぐりがきをして、形になりません。物の名前は、いくつか覚えていて、カードを示すと、名前を答えることはできます。

言葉が遅いだけではなく、人とのかかわりが弱いなど、気になる部分があるので、センターに通ってもらうことにしました。

シート記入●母親の協力を得て、調査票に記入してもらいました。その結果、多動性や衝動性は低いのですが、Ⅰ-1・2・3の社会性やコミュニケーションの得点が高く、やや自閉スペクトラム症傾向があるのではないかと感じられました。

またⅢの1〜5までがすべて3.5以上と得点が高く、認知や運動面にも問題があることがわかりました。検査（K-ABC*）をおこなったところ、標準得点は全体に70〜75と境界域でした。

対応したこと●Aちゃんは、指示が入りやすく、行動面には大きな問題はありません。そこで、認知課題を中心に、言語の発達を促すようなかかわりをおこなっていきました。

その後の経過●3ヵ月くらいたつと、色や形の識別、大小の識別が可能になり、数も8つくらいまでは数えられるようになりました。手先が少し不器用なので、大きなビーズにひもを通したり、パズルで遊んだりしながら、手先の訓練をしています。

トイレもなるべく外でも行けるように、センターに来たときは、必ず帰りにセンターのトイレに寄って試してから帰るようにしていました。すると、少しずつ外でもできるようになってきました。オムツもとれて、普通のパンツでも大丈夫になったようです。

「最近ずいぶん成長してきたように思います」と母親もうれしそうに話しています。苦手なことにも少しずつ挑戦していくことが大切だと話しました。Aちゃんと一緒に、踏み切りに電車が通るのを見に行ったり、バスに乗って出かけたり、母親もいろいろと工夫しています。

暗闇や大きな音がいやなようです。どうしてもいやがるようなら、耳栓を使うという方法もあるのですが、まだ小さいので無理のない範囲でようすを見ながら慣らしていきましょう、と母親と話し合っています。

* K-ABC……K-ABC心理・教育アセスメントバッテリー。知能検査のひとつ。2歳6ヵ月から12歳11ヵ月が対象。子どもの知的活動を総合的に評価。教育・指導に直結する。

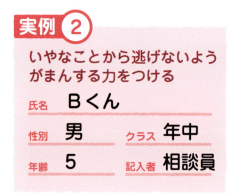

実例 ②

いやなことから逃げないよう
がまんする力をつける

氏名　**Bくん**

性別　**男**　　クラス　**年中**

年齢　**5**　　記入者　**相談員**

相談の内容●Bくんが初めて相談に来たのは、5月でした。4月生まれで体の大きいBくんは、とても5歳の年中さんには見えなくて、もう1年生かと思うほどでした。

　色白で顔立ちの整ったBくん。相談センターにある郵便トラックのおもちゃが大好きです。部屋に入るとすぐそれを持ち、絶対に放しません。ずっとおとなしく遊んでくれるので、相談員と母親は落ち着いて話をすることができます。

　そんなBくんですが、相談員が話しかけても視線を向けてくれません。気が向かないことをさせようとすると、いやだいやだと大声をあげて逃げまわります。ところが、抵抗しながらニコニコ笑っているので、ふざけているように見えます。

　今まで、少し療育に通ったこともありますが、結局長続きしませんでした。Bくんには、いやでも取り組ませるような、少し厳しいくらいの療育環境が必要だと思うのですが、家から遠く、お金もかかるので、Bくんの家の事情ではあまり通うことができません。

　今は幼稚園に通っていますが、参加できるところだけ参加して、後は好きなように過ごしているようです。穏やかな性格なので、自分から友達に乱暴するようなことはないそうです。

シート記入●調査票を使用して、評価シートを作成してみると、全体に大きく外に膨らんでいることがわかります。I-1・2の、人とのかかわりやコミュニケーションが上手にできないところから、自閉スペクトラム症傾向が考えられますが、Ⅱの不注意や多動性の項目も高く、その他の項目も外に向かって高い点数なので、知的な部分にも障害があることが感じられます。

対応したこと●Bくんの最大の課題は、やりたくないことでもがまんして、一定時間取り組めるよ

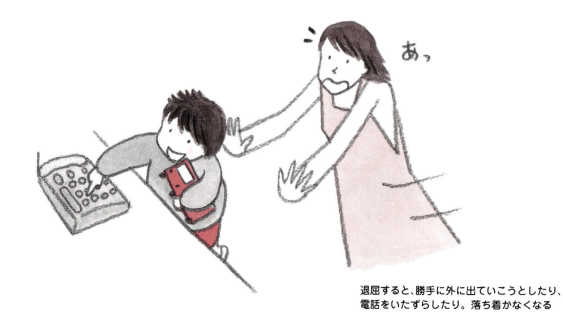

退屈すると、勝手に外に出ていこうとしたり、電話をいたずらしたり。落ち着かなくなる

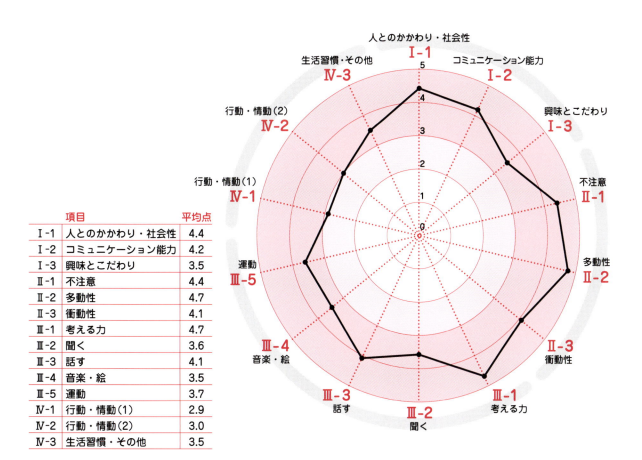

項目		平均点
Ⅰ-1	人とのかかわり・社会性	4.4
Ⅰ-2	コミュニケーション能力	4.2
Ⅰ-3	興味とこだわり	3.5
Ⅱ-1	不注意	4.4
Ⅱ-2	多動性	4.7
Ⅱ-3	衝動性	4.1
Ⅲ-1	考える力	4.7
Ⅲ-2	聞く	3.6
Ⅲ-3	話す	4.1
Ⅲ-4	音楽・絵	3.5
Ⅲ-5	運動	3.7
Ⅳ-1	行動・情動(1)	2.9
Ⅳ-2	行動・情動(2)	3.0
Ⅳ-3	生活習慣・その他	3.5

うになることです。

　母親には、厳しい療育機関に通うことがBくんの力を伸ばすことにつながると説明し、申し込みをしてもらいました。そこにはクリニックもあるので、最初に診察もしてくれます。Bくんの今の力をきちんと確認したうえで、小学校までの時間の過ごし方を考える必要があります。

その後の経過●診断の結果は、自閉スペクトラム症と認知面の遅れが混在したものでした。療育機関は遠いので、1～2ヵ月に1回程度しか通えないそうです。本当は最低でも週に1回は通って、指導を受けながら、家庭や幼稚園でもかかわり方を工夫していったほうがよいのですが、連れて行く母親は、なかなか大変でしょう。身近に大きな療育センターがあれば、Bくんも早くから療育が受けられただろうと残念に思います。

　療育機関に通いながら、相談センターでも対応していくことになりました。月に2回センターに来て、課題に取り組みます。母親と一緒だとふざけてしまうので、Bくんひとりで課題に取り組むことにしました。

　最初はトラックを放さなかったBくんですが、相談員がいったん取り上げて、椅子に座れば机の上に置くという約束をしました。Bくんはすぐにトラックに手を伸ばすので、「お約束」と言いながら、トラックを渡さず椅子に座るように促しているうちに、ようやく席につけるようになりました。

　次に、ワークを3枚やったらトラックで遊んでもいいと条件を決めて、机の上にトラックを置いておくと、しぶしぶ課題に取り組みます。

　物の名前は比較的たくさん覚えています。型はめなども得意ですが、やったことのない新しい課題を考えることは苦手です。色にこだわりがあり、全部青い色で塗ろうとします。

　約束どおり3枚やり遂げてトラックを渡されたときのBくんは嬉しさでいっぱいのようでした。

　相談を終えた母親が「帰るよ」と言うと、片付けはとても上手に手早くできます。幼稚園で教えてもらったのでしょうか、母親が教えたのでしょうか。「この子、お片付けだけはとても上手なんです」と言う母親の優しい顔を見て、Bくん少しずつ一緒にがんばろうね、とこちらも気持ちを新たにしました。

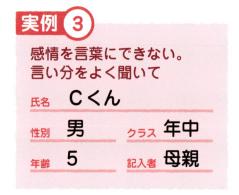

実例 ③

感情を言葉にできない。
言い分をよく聞いて

氏名　Cくん

性別　男　　クラス　年中

年齢　5　　記入者　母親

相談の内容●Cくんは、体格のいい5歳の男の子です。幼稚園にも元気に通っていますが、最近、園の先生が、不思議なことに気がつきました。週に2回お弁当の日があるのですが、Cくんは、お弁当のふたを開けず、隙間からご飯を食べています。「Cくんどうしたの、ふたを開けて食べたら？」「いやだ」母親のせっかくの手作りのおかずが見えないまま、食べ終えてしまいました。

翌日は給食です。先生はそれとなく気をつけていました。Cくんは楽しそうに歌を歌いながら、食べています。聞いたことのない歌です。Cくんが作ったでたらめ歌のようです。「Cくん、ご飯のときは歌は歌わないよ」と先生が言うと、ふざけてなお歌います。隣のKちゃんまで歌いだして、とうとう2人とも先生に叱られてしまいました。

その次の日はまたお弁当です。Cくんが隠しながら食べていると、隣のKちゃんが「なに隠してんだぁ」とのぞきこみました。Cくんは、顔色を変えて、さっとふたを閉めてしまい、それきりとうとうお弁当を食べませんでした。

また次の日の給食は食べていましたが、その翌日はお弁当を最初から開けようとはせず、先生がいくらすすめても、頑として食べません。とうとうお腹をすかせたまま帰りの時間になりました。迎えにきた母親の顔を見たとたん、CくんはワッとΩ泣き出してしまったのです。それからはお弁当の日は幼稚園に行かないと言いはじめ、母親を困らせていました。

ふだんは元気なCくんですが、やや悪ふざけが過ぎるところもあります。テレビの漫画のまねをして「わかったでござる。せっしゃは5歳だから、大丈夫だぜ。そうだ頑張るんだ、よしこれでひと安心だぜ。へっへっへ」などと、なんだか時代劇のせりふのような話し方をします。普通にお話ししてごらんといくら言ってもやめません。

帰りのあいさつもきちんとできません。「さようなら」で床に崩れ落ちてみたり、天井に向かって叫んでみたり、注意すればするほどふざけます。

少し視線が合いにくく、「目を見てお話ししましょう」と言わないと目を見ません。「昨日の日曜日はどこに行きましたか」と質問すると「あのね、北極の氷が解けて、白熊が大変なんだよ」と全く関係ない話が返ってきたりします。ドリルなどをやるのは大好きで、全部正解です。難しい宇宙の話にも興味があるようです。絵を描くときは、緑色が大好きです。放っておくと緑色ばかり使う

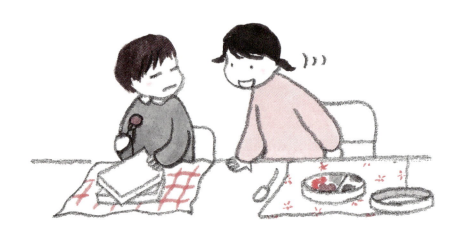

Cくんがお弁当のふたを開けずに隙間から食べているので、Kちゃんは気になった

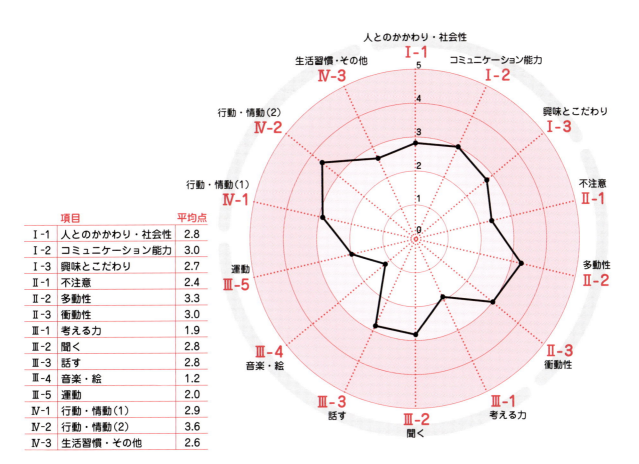

項目		平均点
Ⅰ-1	人とのかかわり・社会性	2.8
Ⅰ-2	コミュニケーション能力	3.0
Ⅰ-3	興味とこだわり	2.7
Ⅱ-1	不注意	2.4
Ⅱ-2	多動性	3.3
Ⅱ-3	衝動性	3.0
Ⅲ-1	考える力	1.9
Ⅲ-2	聞く	2.8
Ⅲ-3	話す	2.8
Ⅲ-4	音楽・絵	1.2
Ⅲ-5	運動	2.0
Ⅳ-1	行動・情動（1）	2.9
Ⅳ-2	行動・情動（2）	3.6
Ⅳ-3	生活習慣・その他	2.6

ので、先生はそれとなくほかの色を使うように誘導し、きれいに描けたねとほめるようにしているそうです。

友達になにか言われると、とても気にします。先日拾った、きれいなビー玉に見とれていたら、「あーいけないんだ、盗んだんだ」と友達に言われ、顔色を変えてつかみかかっていきました。それを見ていたほかの友達が「取ったんじゃないよ。落ちていたのを拾っただけだよ」と言ってくれたので、事情がわかったのですが、「僕は泥棒なんだ、泥棒になってやる」と何度もくり返し言って、先生を心配させました。

シート記入●発達障害の可能性を心配した母親がセンターに相談に来ました。調査票に記入してもらったところ、多動性・衝動性の項目とともに、コミュニケーション能力が3でした。また、行動・情動（2）が3.6と高く、不安や緊張を感じる傾向が強いのではないかと思われます。

発達障害と診断されるほどではないのですが、少し敏感な部分や苦手な部分があることに注意してあげる必要があると思われます。

対応したこと●Cくんは自分の気持ちをどう表現してよいかわからないようです。お弁当の件も、のぞかれるのが恥ずかしかったのですが、「見ないで」と言えなかったのです。先生が皆に「人のお弁当はのぞかないこと。お弁当のことを言わないこと」と話し、席の配置を変えてから、また少しずつふたを開けて食べるようになりました。

また、Cくんの気持ちのなかには、自分が正しいと思っていることを否定されることに対して、とても強いこだわりがあるようです。

そこで、母親に、友達とのケンカでは一方的にCくんを叱るのではなく、Cくんの言い分もよく聞いてあげて、とアドバイスしました。あわせて「今僕が並んでいるのだから、君はその後だよ」「半分ずつにしよう」「人のを見るのはやめて」などの言葉を場面に応じて教え、家でロールプレイ（親と子で、場面を演じる）をしてみるようにすすめました。

また、夏休みに田舎に行って仲良しのいとこたちと過ごし、その中で自分の気持ちを言葉にする練習を意識的にしていったそうです。その後、夏休みあけになってからは友達を自分から誘ったり、仲良く遊ぶことができるようになりました。

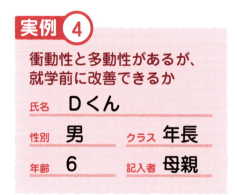

実例 ④
衝動性と多動性があるが、就学前に改善できるか

氏名	Dくん	
性別	男	クラス 年長
年齢	6	記入者 母親

相談の内容●Dくんは小柄でかわいい男の子。来年は小学生です。夏の終わりごろ、センターに相談に来ました。幼稚園では年少のころから、「今日はこんなことがあって大変でした」と毎日のように連絡が入り、「多動症ではないですか」とまで言われていました。

保健所の心理相談にも行きましたが、「あまり強く怒らないで受け入れてあげて」と言われただけ。母親も子どもはこんなものかと思っていたので、幼稚園の先生がうるさすぎるのでは、園を替わったほうがよいのではないかなどと思いながら、ここまできたそうです。

園では、友達にちょっかいを出すことが多く、皆でなにかをするときも、ひとりだけずっとふざけていて、いくら言ってもまじめにやれません。まわりからは、「Dくんと一緒にはやりたくない」という声があがり、それを聞くと本人はかっとしてつかみかかっていくので、トラブルが絶えないとのことです。先生に叱られてもへらへら笑っていて、ききめがありません。叱られそうになると逃げまわり、2階からつばを吐いたり、物を投げたりするので、先生方も困っています。

興味のあることには取り組めるのですが、興味がないと、まったく落ち着きません。おゆうぎのときには「疲れた」と言って地面に座りこみ、先生がいくら誘っても励ましても、とうとうやりませんでした。

先生はまずDくんの気持ちを聞いてから、話をするようにしていますが、なかなか改善が見られないそうです。本人に事情を聞くと、時によって違うことを言ったりするので、どちらが本当なのかと母親も判断しかねるそうです。

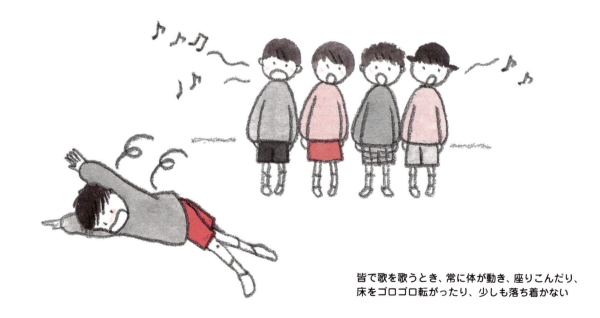

皆で歌を歌うとき、常に体が動き、座りこんだり、床をゴロゴロ転がったり、少しも落ち着かない

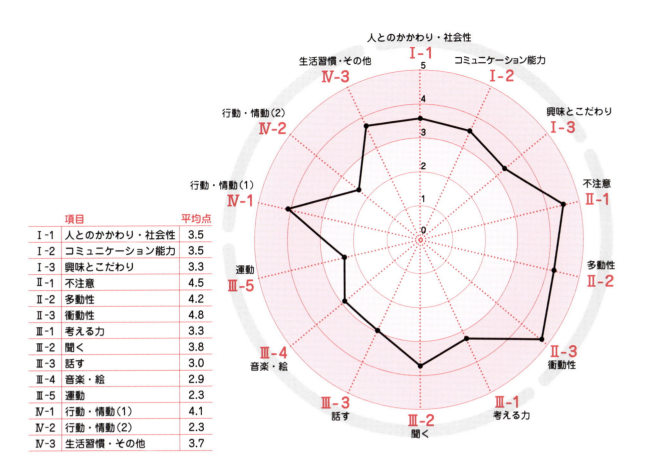

項目		平均点
Ⅰ-1	人とのかかわり・社会性	3.5
Ⅰ-2	コミュニケーション能力	3.5
Ⅰ-3	興味とこだわり	3.3
Ⅱ-1	不注意	4.5
Ⅱ-2	多動性	4.2
Ⅱ-3	衝動性	4.8
Ⅲ-1	考える力	3.3
Ⅲ-2	聞く	3.8
Ⅲ-3	話す	3.0
Ⅲ-4	音楽・絵	2.9
Ⅲ-5	運動	2.3
Ⅳ-1	行動・情動（1）	4.1
Ⅳ-2	行動・情動（2）	2.3
Ⅳ-3	生活習慣・その他	3.7

　家庭では、食事のときなど、落ち着きがなく、母親が注意をしても言うことを聞きませんが、父親の前では、とてもよい子になります。顔色をうかがっているようなところがあります。

　外に出ると歩道を歩いていてもちょろちょろ危なくて目が離せず、買い物中はどこへ行くかわからないので、気の休まるときがありません。一緒に外出するのが苦痛になってしまいます。声も大きく、辺りばかることなくしゃべるので、母親は周囲が気になってしまうと言います。

　「保健所の心理の相談員には、怒らないようにと言われましたが、甘やかしているのではないかと気になります」とのことでした。

　Ｄくんの状況に周囲がどのように対応してよいかわからず、振り回されているようすです。最近は反抗的になり、母親に対する暴言や暴力も出てきているので、一刻の猶予もありません。すぐに総合病院の小児発達外来に予約をとり、診察を受けるように手配をしました。

シート記入　母親に調査票に記入をしてもらったところ、Ⅱ-1・2・3がひじょうに強く全部4以上の点数が出ました。また、3以上の項目が多く、全体に問題が感じられます。Ⅲ-1の考える力の項目も3を超えているため、軽度の知的能力障害からの問題行動も多いのではないかと感じられました。検査（K-ABC、P27参照）の結果、標準得点は全体に71〜78と境界域でした。

　診断の結果はＡＤＨＤということでした。母親に、しつけをするためには怒ることも必要であると伝え、良い悪いの判断をはっきりと表情や行動で示すようにと話しました。

　多動性と衝動性がとても強いので、ここまで大きくなってからのしつけのしなおしはひじょうに難しく、もっと早く診断を受けて行動療法に基づく指導をはじめるべきであったと思われます。行動療法を実践していくためには、家庭や園で保護者と保育者が同じ考えで臨んでいくことが必要です。なんとかしようという、家族の意識がとても大切になります。

　このケースでは、小学校入学を待ち、薬による治療も併用しながら行動の改善を進めていくことになると思われます。しかし、はたして学校が通常学級で入学を受け入れるかどうか、難しいところです。

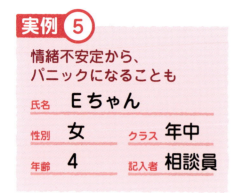

実例 5
情緒不安定から、パニックになることも

氏名	Eちゃん		
性別	女	クラス	年中
年齢	4	記入者	相談員

相談の内容 Eちゃんは引っ越してきたので、4歳の4月から幼稚園の年中組に入園しました。その幼稚園は3年保育をおこなっているので、途中から入園したことになります。

登園も無事にはじまり、母親は毎日3歳の妹を連れて、Eちゃんの送り迎えをしていました。ところが、5月の連休が終わった日から、突然「幼稚園に行きたくない」と言いはじめたのです。頭が痛いと言うので、最初は母親も心配し、休ませていたのですが、休むと決まると元気になり、妹と遊んでいます。「明日は幼稚園に行こうね」と、前の晩に約束し、母親に添い寝をしてもらい、本も読んでもらって楽しく寝るのですが、翌朝になると「行きたくない」と大騒ぎ、のくり返しです。

小さい頃から癇が強い子だと言われていました。Eちゃんは怒り出すとしばらくは手がつけられない状態になります。初めてセンターに相談の電話を掛けてきたときも、母親の話し声が聞こえないくらい、後ろで泣き叫んでいました。「なぜ行かないのかわかりません。幼稚園に聞いても、本人に聞いても、特になにかがあったわけでもないのに」と、母親は泣きながら話していました。

Eちゃんは落ち着きがなくにぎやかなところがあり、センター内の広場で妹と一緒に声をあげ、走り回って遊びます。妹とはしょっちゅう母親の取り合いになり、気に入らないと1歳下の妹の腕に血がにじむくらい爪を立てるなど、加減がありません。見かねて母親が怒るのですが、耳に入らないようすです。そうかと思うと、はきはきととても利発な対応をするところもあります。

センターでお絵描きをすると、母親の顔ばかり何枚も描きます。また、ティッシュを裂いてつなぎ、首飾りや髪飾りなどをつくり、母親に掛けてあげて喜ぶ女の子らしいところもあります。母親も下に妹が生まれ、充分にかまってあげられなかったことが影響しているのではないかと不憫に思っているようでした。

登園をいやがりますが、いったん園に入ってしまうと元気に遊ぶので、園の先生は母親の接し方になにか問題があると思っているようでした。や

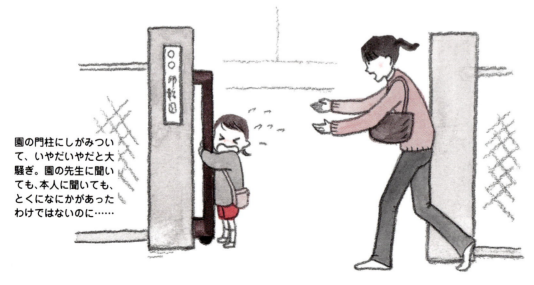

園の門柱にしがみついて、いやだいやだと大騒ぎ。園の先生に聞いても、本人に聞いても、とくになにかがあったわけではないのに……

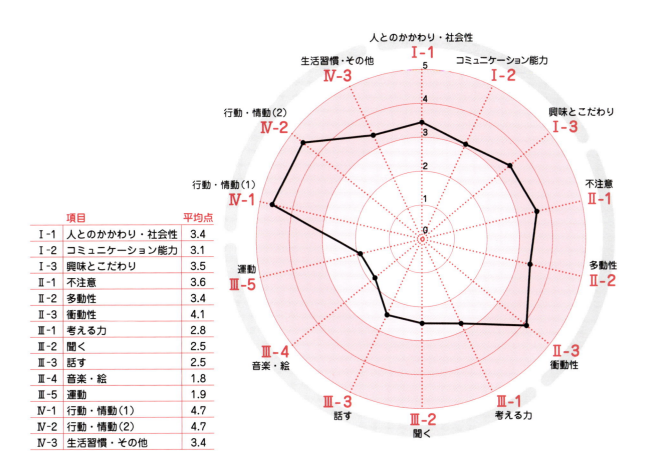

項目		平均点
Ⅰ-1	人とのかかわり・社会性	3.4
Ⅰ-2	コミュニケーション能力	3.1
Ⅰ-3	興味とこだわり	3.5
Ⅱ-1	不注意	3.6
Ⅱ-2	多動性	3.4
Ⅱ-3	衝動性	4.1
Ⅲ-1	考える力	2.8
Ⅲ-2	聞く	2.5
Ⅲ-3	話す	2.5
Ⅲ-4	音楽・絵	1.8
Ⅲ-5	運動	1.9
Ⅳ-1	行動・情動(1)	4.7
Ⅳ-2	行動・情動(2)	4.7
Ⅳ-3	生活習慣・その他	3.4

　がて、友達が誘ってくれるようになったこともあり、少しずつ園に通えるようになりました。

　そのうち、新たな問題が発生しました。今度は、幼稚園から帰ってくると、Eちゃんの感情が不安定になり、ちょっとしたことで、怒るようになったのです。友達とすぐ遊びたいのに服を着替えなくてはいけない、帰りに公園に寄りたかったのに寄らなかった——。怒りはじめると、家じゅうたたいたり、電話を投げてドアに穴をあけてしまうなど、怒りが治まりません。暴れているときは表情も変わり、全く前後の見境がなくなります。必ず一日に1回はパニック状態になりました。

　そんなに大暴れするEちゃんですが、幼稚園の参観日には、大勢の保護者がいるのが不安なのか一日中泣いていて母親にだっこされたままだったそうです。運動会も嫌いで、近づいてくると情緒が不安定になります。いつもと違うということがとても不安にさせるのでしょうか。

　ある日のこと。Eちゃんの母方の祖母が亡くなって、すぐにかけつけることになりました。母親が急いで公園で遊んでいるEちゃんを呼びに行ったところ、ようすがおかしくなり、幼稚園のカバンを持ち出して、自分は出かけるから祖母の家には行かないと言い張ったのです。「皆おばあちゃんのところに行くから、家には誰もいなくなるよ」と話しても、頑として聞きません。最後は父親に叱られて、ようやく行ったものの、とうとう祖母のお葬式には出席しなかったそうです。

　ぐっすり寝ていたのに、突然大泣きをして起きてくることもたびたびありました。一度大きな病院で検査を受けてみたらと何度も母親にすすめたのですが、決心がつかないまま。今年の4月から小学校に入学します。

シート記入 この調査票は、母親と話し合って、相談員が記入したものです。Ⅰ-1・2・3とⅡ-1・2が3を超えています。また、Ⅱの3とⅣ-1・2が4を超えてとても大きな数字です。不安によりパニックを起こしやすいタイプなのでしょう。病院へ行けば、なんらかの発達障害の診断が出るのではないかと思いますし、睡眠時の脳波検査などをすると、波形に乱れが出るかもしれません。

　まもなく小学生になるので、今後パニックが続くようであれば、思いきって薬による治療をおこなうこともひとつの方法でしょう。

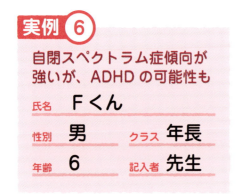

実例 ⑥
自閉スペクトラム症傾向が強いが、ADHDの可能性も

氏名　Fくん
性別　男　　クラス　年長
年齢　6　　記入者　先生

相談の内容　幼稚園の年長組のFくんは、なかなか人と視線を合わせることができません。大好きなのはレールをつないで電車ごっこをすること。それさえしていれば、機嫌よく遊んでいます。ただし、ほかの友達が自分の作ったレールに触ろうものなら、怒り出して大騒ぎになります。放っておくといつまでもひとりで電車ごっこをしています。ほかの友達も最近はあまり、Fくんのそばに行きません。

園でのようすを見てみましょう。

先生が「お外に行くよ」と皆に声をかけても、Fくんは全く聞いていないようです。皆が外に出てしまっても部屋の中で遊んでいるので、補助の先生が声をかけたのですが、動きません。とうとう泣きはじめてしまいました。担任の先生がもどってきて、Fくんに話しかけています。ようやく立ち上がり、外に出ました。

子どもたちは皆、赤組と白組の2チームに分かれ、ズボンの後ろにしっぽをたらして、しっぽ鬼のはじまりです。しっぽを取られた人はおしまい。しっぽをたくさん取った組が勝ちです。Fくんはルールがわからないようで、しゃがみこんでしまって、地面の砂を掘っています。まわりで友達がきゃあきゃあ走り回っていても全く無関心。放っておくと最後まで参加できないので、補助の先生がFくんと手をつなぎます。一緒に、担任の先生のしっぽをめがけて走っていきました。補助の先生が「えいっ」としっぽを取って見せるとFくんの目が輝きました。手をつないで一緒にまた走ります。そのうち、Fくんもしっぽに手を伸ばしはじめました。

ところがFくんはそばにいた友達にしっぽを取られたことに気づきません。「Fくんずるーい。しっぽがないのに取ってる」という声。担任の先生は頭をひねり「よし、今日はFくんルールでいこう。しっぽを取られても取っていいよ。誰もしっぽをつけている人がいなくなったら、先生が笛を吹くからね」。

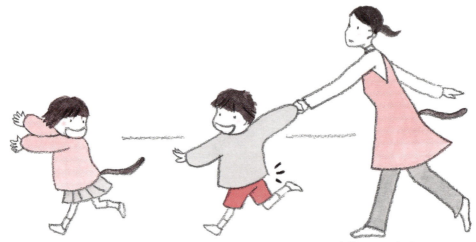

自分のしっぽを取られているのも気づかず、友達のしっぽをめがけて走っていく

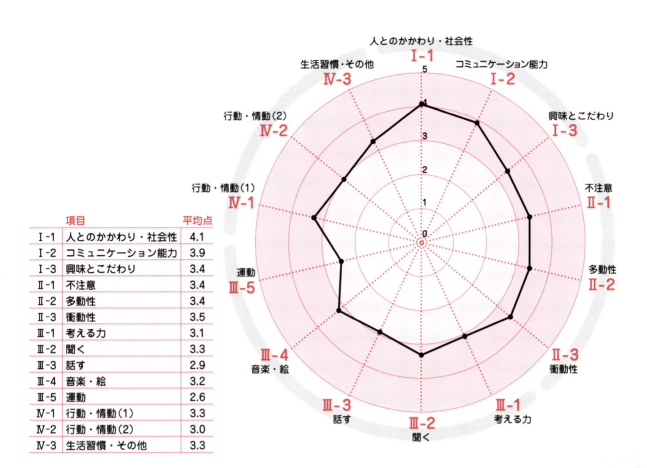

項目		平均点
Ⅰ-1	人とのかかわり・社会性	4.1
Ⅰ-2	コミュニケーション能力	3.9
Ⅰ-3	興味とこだわり	3.4
Ⅱ-1	不注意	3.4
Ⅱ-2	多動性	3.4
Ⅱ-3	衝動性	3.5
Ⅲ-1	考える力	3.1
Ⅲ-2	聞く	3.3
Ⅲ-3	話す	2.9
Ⅲ-4	音楽・絵	3.2
Ⅲ-5	運動	2.6
Ⅳ-1	行動・情動(1)	3.3
Ⅳ-2	行動・情動(2)	3.0
Ⅳ-3	生活習慣・その他	3.3

皆、真っ赤な顔をして走り回りました。補助の先生はへとへと、Ｆくんはひとりで走り回って、2本もしっぽを取って大喜びです。

シート記入 先生が記入した調査票を見ると、Ⅱ-1・2・3の項目が3を超えていますがⅠ-1・2のほうが値が大きく4前後の数値を示しています。ＡＤＨＤ傾向もありますが、どちらかというと自閉スペクトラム症傾向が強いといえます。

対応したこと センターへ母親とともに来てもらい課題をやってもらいました。記号を選ぶ課題、関係性をたずねる課題、図形、記憶力を確かめる課題、良いこと悪いことの識別です。青いえんぴつが好きで、なんでも青で書きたがります。正答率はよく、一番の問題は、がまんができないことと社会性の不足にあることがわかりました。

1対1だとよくしゃべります。「お口チャック」と言わなければならないほど、口の多動もあるようです。保健所ではＡＤＨＤではないかと言われたようですが、人とのかかわりや社会性のほうが問題は大きく、むしろ自閉スペクトラム症の可能性が考えられます。

1ヵ月に1回センターに通って、課題をやっているうちに、好きなものと嫌いなもので取り組み方が全く違うことがわかりました。細かい点を結ぶような根気がいる作業は途中で投げ出してしまいます。記号を選ぶような、やり方がすぐわかるワークは自分で勝手にとりあげて何枚でもやります。文字も読めるので、問題も自分で読みますし、数を数えることもできます。しかし、やりたくないときは関係ない話を一方的にしゃべり、合間に「ポンコリンリン」などという意味のない言葉を何度もくり返しています。

折り紙は苦手で、青い紙を欲しがりますが、折るというより丸めてつつにしてしまいます。ところが意外なことに、検査（WISC-Ⅲ*）を受けてもらったところ、全検査のIQは115と平均以上の数値が出ました。

就学も近く、幼稚園の先生は特別支援学級のほうがよいのではないかと思っているのですが、母親は、通常学級に行かせたいと思っています。補助の先生がつかなければ、自分がついてでも通わせたいという気持ちです。

通常学級に進学するならば、通級指導教室との組み合わせを考えたほうがよいでしょう。

＊ WISC-Ⅲ……5歳〜16歳11ヵ月の知能検査。言語性IQ、動作性IQと全検査IQのほか、言語理解、知覚統合、注意記憶、処理速度を測定する。

実例 ⑦

衝動と甘えの二面性。
医療機関との連携を

氏名 **Gくん**

性別 **男** クラス **年長**

年齢 **6** 記入者 **相談員**

相談の内容● 幼稚園の先生から、集中力の不足と行動の乱暴さを指摘され、相談をするようにすすめられてセンターへ来たGくん。色白のかわいい男の子です。両親と一緒にやってきました。ところが、ワークをやろうとしてもふざけてばかり。しかたがないのでGくんひとり残して、両親には外に出てもらいました。

「姿勢をきちんとしようね」と姿勢を注意すると、とたんに機嫌が悪くなり、「僕トイレ」と外に出ようとします。「一緒に遊ぼう」と誘いましたが、「字を書くのはいやだ」と言います。字は書かないと約束し、赤や青の三角形で、提示したとおりの図形を作るワークをおこないました。

簡単な形なら作成できますが、少し複雑な、船や風車の図形になると、色も向きも違い、まねることができません。足りない線を足すだけの図形の模写も全くできず、形をとらえることがとても苦手であることがわかりました。

Gくんは、家ではとても甘えん坊です。ひとりっ子で両親の愛情を一身に受けています。ところが、最近なんでもないときに「僕は死んだほうがいいんだ。パパもママも僕が嫌いなんでしょう？」とか「僕はダメな人間なんだ。嫌われているから」と急に泣き出したりするそうです。母親は、子どもの〝うつ〟ではないかと心配して、園ではなるべく叱らないようにとお願いしたそうです。

ところが幼稚園からは、Gくんは先生の話を聞かない、言葉遣いが乱暴だなどと指摘されていました。同じ子のことかと不思議に思い細かく聞いたところ、母親はGくんのようすを次のように話してくれました。「入園したときは、ほかの子どもと比べて遅れているのではないかと気になった。絵が幼く、現在でも顔に目鼻と髪の毛があるくらいの絵しか描けない。物覚えが悪く言われたことをすぐ忘れる。トイレに行くとズボンを忘れて出てくる。話しかけてもボーッとしている。1〜2歳のころは手をつなぐことをいやがる子で、最近ようやく手をつなぐようになった。落ち着きがない。口調が乱暴になってきて、心配している」

シート記入● 母親と一緒に記入した調査票では、

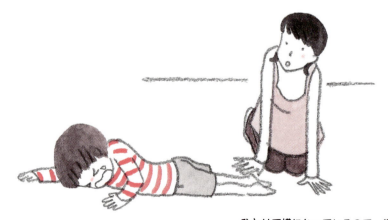

ひとりで横になっているので、行ってみると泣いていたりする。母親は子どものうつ病かと心配になった

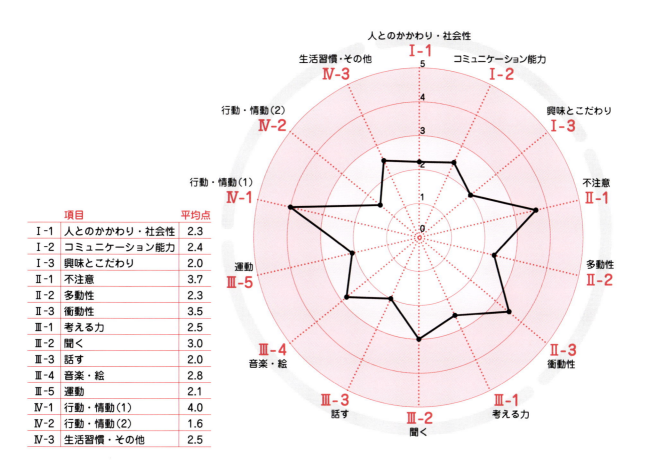

項目		平均点
Ⅰ-1	人とのかかわり・社会性	2.3
Ⅰ-2	コミュニケーション能力	2.4
Ⅰ-3	興味とこだわり	2.0
Ⅱ-1	不注意	3.7
Ⅱ-2	多動性	2.3
Ⅱ-3	衝動性	3.5
Ⅲ-1	考える力	2.5
Ⅲ-2	聞く	3.0
Ⅲ-3	話す	2.0
Ⅲ-4	音楽・絵	2.8
Ⅲ-5	運動	2.1
Ⅳ-1	行動・情動(1)	4.0
Ⅳ-2	行動・情動(2)	1.6
Ⅳ-3	生活習慣・その他	2.5

Ⅱ-1・3の不注意、衝動性が目立ちました。また、Ⅳ-1が4.0と強く外に飛び出しています。

対応したこと●発達検査を受けたほうがよいと判断。母親はうつのことも心配だと、総合病院の発達外来を受診しました。

検査の結果は思ったよりもよく、K-ABCの検査では90〜95でした。別におこなった新版S-M社会生活能力検査＊では、指数が67と実年齢よりも2歳程度遅れていると判明しました。

診断名は行動状況からＡＤＨＤが疑われるということでした。うつについては、現在のところ心配はないとのことでしたので、両親にはあまりGくんの言動に反応しすぎないように話しました。

その後の経過●その後、Gくんは落ち着いてワークに取り組めるようになりました。あいさつもきちんとできるようになり、学習時間も40分くらいまじめに取り組めます。

ところが、一方で気になることも増えてきました。自分の願望が混じるのか、ありもしないことをあったように話すことが増え、家ではワニを飼っているとか、父母と一緒にハワイへ行ったなどと友達に話すようです。友達に指摘されると怒り出すことが多く、先日も友達を上履きでたたいてしまったのだそうです。

母親への暴言と暴力も出てきていて、甘えるときはひじょうに甘えるが、通じないとなると豹変し、以前はなかった父親への暴力も見られるようになったといいます。なにをきっかけに怒り出すかわからないので、家の中がぎくしゃくしているとのことです。

確かに、母親との面談後、センターでGくんの遊んでいる部屋に戻ってみると、足の踏み場もないほど勝手に出したおもちゃが散乱しています。片付けを促すといきなり「いやだ！」と怒りはじめ、頑として動かず、ひんぱんに電気のスイッチを入れたり消したりし、やめなさいと言っても全く聞き入れるようすはありません。とうとう最後に相談員がかなり厳しく叱ることによって、ようやく片付けをして帰っていきました。

この極端な二面性は気になるところです。就学時健診も終わり、無事に入学が内定しましたが、母親は通級指導教室の併用と補助の先生を希望しています。今後も、医療機関と連携を続けたほうがよいでしょう。

＊新版S-M社会生活能力検査……身辺自立、移動、作業、意志交換、集団参加、自己統制などの領域を調べ、総合的に社会生活指数を算出する検査。対象年齢は乳幼児〜中学生。

実例 ⑧

パニックが治まり、譲ることをおぼえた

氏名 Hちゃん
性別 女　**クラス** 年中
年齢 4　**記入者** 母親

項目		平均点
Ⅰ-1	人とのかかわり・社会性	3.5
Ⅰ-2	コミュニケーション能力	3.4
Ⅰ-3	興味とこだわり	2.9
Ⅱ-1	不注意	3.7
Ⅱ-2	多動性	4.0
Ⅱ-3	衝動性	4.6
Ⅲ-1	考える力	3.8
Ⅲ-2	聞く	3.8
Ⅲ-3	話す	3.8
Ⅲ-4	音楽・絵	3.0
Ⅲ-5	運動	2.0
Ⅳ-1	行動・情動(1)	4.0
Ⅳ-2	行動・情動(2)	3.6
Ⅳ-3	生活習慣・その他	3.1

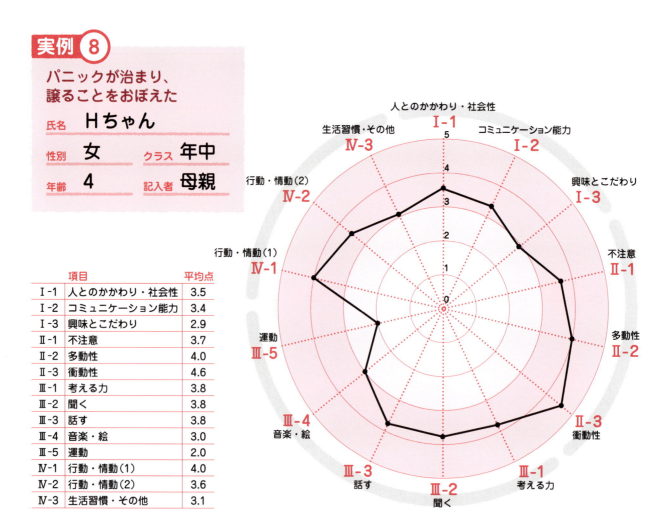

相談の内容●母親はHちゃんを来年の4月から2年保育の幼稚園に入れようと考えていました。体は大きいのですが、少しわがままで、自分中心のところが強く、友達と上手に遊ぶことができないので、無理をしないほうがよいと考えたのです。会話は充分できるのですが、独り言をよく言います。気に入らないとパニックを起こします。

センターに来たときも、母親のひざから下りず、一緒に遊ぼうとしても「いや!」の連発でした。そんなにいやなら、帰るときはさぞうれしいかというと、今度は帰りたくないと騒ぎ、通路に大の字になって大泣きになりました。母親は辛抱強くさとしていましたが、全く耳に入らず、金切り声で泣きわめきます。通り過ぎる人たちは皆一様に「どうしたの、こんなに泣かせて」という非難の視線を母親に向けます。

結局40分ほど泣き叫んだ後、母親に抱えられて眠りながら家に帰りました。感情的にならずに静かに対応していた母親は本当に立派だと思います。

シート記入●調査票を見ると、Ⅱ-2・3の多動性・衝動性とⅣ-1の行動・情動(1)の値が4以上と高く、激しい感情の変化と攻撃的態度があることがわかりました。同時にⅠ-1も3.5と数値が高く、人とのかかわりが不得手だとわかります。

対応したこと●幼稚園に入る前に、障害児のための保育園に週2回通うことにしました。Hちゃんのパニックが治まらなければ、幼稚園はあきらめようと母親は思っていましたが、半年ほど通ううちにHちゃんに変化が出てきました。

絶対に友達におもちゃを貸すことができなかったHちゃんが、譲ることができたのです。少しずつ皆の輪の中に参加できるようになり、クラスでは小さな子の世話もしているようです。

「遊びたいおもちゃをほかの子が持っていたら、泣き出すか奪い取っていたのに、別のおもちゃを持っていって交換しようと話しかけていました。どうしたら貸してもらえるか知恵を絞ったんですね」と話す母親の顔も、すっかり明るくなりました。

対応方法の具体例

　発達障害のある子どもへの対応は、子どもを型にはめることが目的ではありません。障害があっても、仲間がいて、自分を受け止めてくれる場があり、生活を楽しめるようになること。それが目的なのです。
　まず診断名から考えることはやめましょう。
　実際、子どもたちにとっても、保護者にとっても、いま現在なにが問題なのか、これからどうしたらいいか、を知ることのほうが重要なのです。

*

　これから紹介する例は、発達障害の有無にかぎらず、あらゆる子どもたちの役に立つはずです。
　けれど、ほんの一例にすぎません。対応のヒントは子どもたちの日ごろの遊びや言動のなかに、いっぱいあります。大人の予想もしていなかったアイデアも、そのなかからぜひ見つけてください。

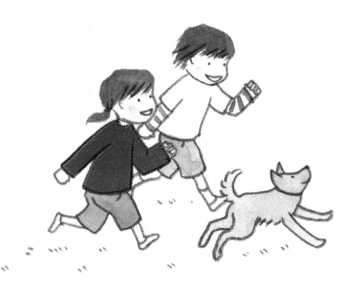

家族ができること

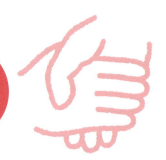

できないことを冷静に認める

　子どもに欠点やできないことがあっても、イライラして怒ったりしないでください。やりたくてもできないという障害があるかもしれないのです。現実を冷静に受け止め、わが子ができること、できないことを見極めましょう。

　長所やできることもたくさんあるはずです。肯定的に受け取り、できないことはていねいに教え、親子が笑顔で過ごせるよう、ほめて育てましょう。

この時期にしておきたいこと

●集団の中で成長していくことを信じる

　子どもが人とのかかわりが上手にできないからといって、家にこもってしまわないように。人とかかわる力は、人とふれあわなければ育ちません。トラブルを起こしながらも学んでいくことが治療につながるのです。

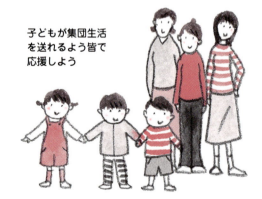

子どもが集団生活を送れるよう皆で応援しよう

●基本的な生活習慣を身につけさせる

　発達障害はしつけのせいではありませんが、しつけの方法を見直すことは必要でしょう。

　食事、睡眠、排泄、片付け、着替えなど、自分でできるよう、身につけさせます。

　なかなか覚えられなくても、何度もくり返し教えることで、かならずできるようになります。まず、毎日決まってすることを教えます。

●自尊心を育てる

　自尊心は、親に愛されているという感覚から育ちます。ほめて育てるようにしてください。

　口先だけで言ってもダメです。子どもは言葉に心がこもっていないことに気づくでしょう。結果を気にするより努力そのものに注目します。努力が人の何倍も必要な子はなかなかほめてもらえません。努力そのものをほめることが大切です。

　また、あまり失敗させないよう、できそうなことからはじめます。本人の能力よりほんの少し上をめざします。

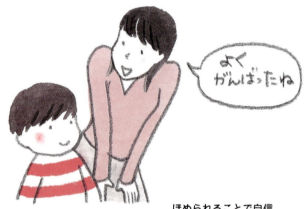

ほめられることで自信がつき、またがんばろうという意欲がわく

●ものごとの善悪を理解させる

　まだ小さいから、障害があるから、といって、許してしまってはいけません。世の中にはやっていいことと悪いことがあると、きちんと教えます。

●人の気持ちを理解させる

　「いやだって」「うれしいって」「怒っているよ」などと、ほかの人の気持ちを代弁し、本人の想像力を補います。

●がまんする力を身につけさせる

　要求を禁止するだけでなく、なぜダメなのかも教えます。子どもの気持ちに共感しながらも譲らず、がまんできたら、ほめます。

　子どもにがまんを教えるためには、大人にも、泣かれても根負けしないなど、がまんが必要です。

対応の基本

●早めに相談

障害が心配で、どう対応してよいかわからなければ、専門機関に早めに相談を。プロの知識や手をかりることが大切です。

●決めつけない

障害があって、なかなかできないということを理解してあげましょう。ただ、できないとあきらめるのではなく、発達を促すかかわりが大切です。周囲を見ると焦りがちですが、子どもなりのテンポで成長します。少しがんばればできることを目標に、共に喜び、自信と意欲を育てましょう。

●感情的に怒らない

できないことに対して、努力が足りない、なまけているなどと怒っても、本人を追い詰めるだけです。悪いことは叱りますが、冷静に。時間がかかる子が多いのです。待ってあげましょう。

●できないからと、すぐ手を出さない

できないから代わりにやってあげるという態度でいると、いつまでたってもなにもできません。障害があるからこそ、早期からの取り組みが必要なのです。ていねいにくり返し練習させましょう。

●泣きに屈しない

自分の思いどおりにならないと、泣きわめき、パニックを起こす子の場合、パニックを避けるため、親は要求を通しがちです。しかし、子どもは、泣きわめけば要求が通ると理解し、いつもその手を使うようになります。

泣きわめいても反応しないか、興味をほかにそらします。落ち着いたらほめます。

●なんでも許容しない

腫れ物にさわるような特別扱いをしていると、わがままな子になりかねません。悪いことは悪いと、きちんと教えます。

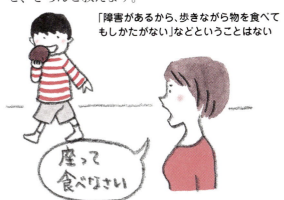

「障害があるから、歩きながら物を食べてもしかたがない」などということはない

子どもが喜ぶ接し方は

握手
タッチ
体をゴロゴロころがす遊び
体を持ってふりまわす遊び
きちんと気持ちを聞く
ほめる

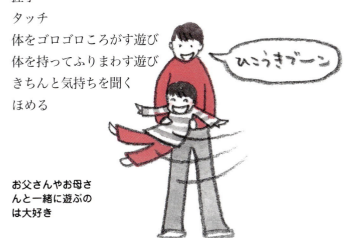

お父さんやお母さんと一緒に遊ぶのは大好き

子どもが嫌う接し方は

大人のつごうで行動する
大声でガミガミ怒る
せっかちに急がせる
頭ごなしに言う

子どもの状況や気持ちを考えずに命令しても応えられない

保育園や幼稚園に対してできること

入園前に、子どもについて伝えておくとよいでしょう。特別な子だというより、特別なケアが必要だと伝えておきます。

基本は園の先生を信頼することです。そのうえで、ケアについて相談します。なにか困ったことや不満なことがあれば、非難するのではなく、相談しましょう。

保育園・幼稚園ができること

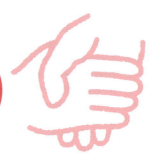

発達障害は主に心理的・社会的機能の障害です。そこで「集団の中で育てながら治す」という意識をもつことが、まず求められます。園という環境は、発達障害の療育に最適な環境なのです。

子どもに対してできること

●その子の特性を理解し、把握する

まず子どもから信頼されなければなりません。良好な関係をつくることが先決です。

子どもをよく見て、言動の傾向を理解します。できることできないこと、好き嫌い、苦手なもの、パニックを起こすとき、落ち着くときなどを把握します。

●園で楽しく過ごせる工夫をする

家庭でのようす、好き嫌いなどを把握したうえで、どうすれば楽しく過ごせるか、その子に合った方法を考えます。

ひとりの先生が受け持つだけでは大変そうなら、補助の先生をつけます。場合によっては親の協力をあおいでもいいでしょう。

●自尊心を育てる

障害があるからできないと決めつけないで。子どもは日々めざましく成長します。やらせないとできるようになりません。

失敗しないよう課題を考え、成功体験を積み重ねます。課題は欲張らず、スモールステップ（P61参照）で設定します。できたらほめます。

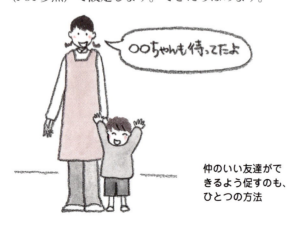

仲のいい友達ができるよう促すのも、ひとつの方法

対応の基本

●安全第一

保育中にいきなり飛び出すなど、予想もつかないことがあります。安全には充分配慮します。

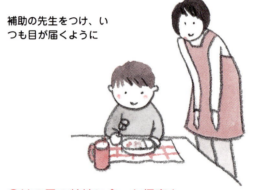

補助の先生をつけ、いつも目が届くように

●その子の特性に合った保育を

・物の置き場所をきちんと決めて、シールや写真でわかりやすくする
・余計な物はしまう
・情報は短く、わかりやすく、絵や実物を見せる
・大勢に話したあと、もう一度本人に伝える
・予定の変更は前もって話しておく

●先生どうしで協力しあう

ひとりの先生ががんばるだけでは、いずれ無理がきます。園全体の協力が欠かせません。

巡回相談員、保育カウンセラー、小学校の特別支援教育コーディネーターなどにも相談を。

一時的に母親の協力をあおぐこともあります。ただし、園が充分に努力をするなかでの、共に育てるための選択肢です。

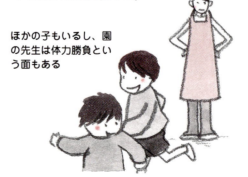

ほかの子もいるし、園の先生は体力勝負という面もある

保護者に対してできること

●たいへんさを理解し、共に考える

親の苦労は想像以上です。養育のたいへんさと障害の特性に理解を示すよう努めてください。親を追い詰めず、突き放さないよう注意します。

たとえば、相談にはなるべく早く対応しましょう。機能が発達していく幼児期に、早期療育をおこなうことが大切なのです。相談できる専門機関を紹介することも必要でしょう。

●保護者と協力する

保護者と相談したり確認しながら、保育にあたります。園だけでは困難な場合は、保護者の了解を得たうえで専門機関（相談センター、療育施設、医療機関等）へつなぐなど、適切な対応を。

専門機関と連携し、園の保育計画に療育的指導を組み込みます。

●ほかの保護者と会う機会を設ける

同じような子どもをもつ保護者と合同の保護者会を開くなど、交流の場を設けましょう。情報を得る機会が増えるよう、園でも協力します。

●将来の見通しを示す

目先のできないことだけに目を向けるのではなく、できることを見て、将来どのように道が開けていくかを示すようにします。

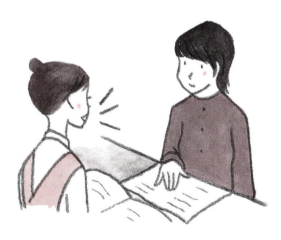

6歳になったら、どのような進学先があるかなど、あらかじめ知らせて

こんな言動に注意──タブー集

●親を突き放さない

「忙しいんです」「ほかの子もいますから」

保護者が相談に行きづらくなる拒絶のせりふ。

「専門家に聞いてください」

なにもフォローせず、見る気がありませんと言っているのと同様です。

「普通のお子さんだと思いますよ」

心配している親の気持ちを理解してもらえないと受け取られます。

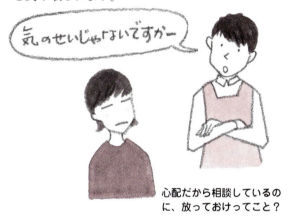

心配だから相談しているのに、放っておけってこと？

●子どもの悪口を言わない

「この子にはホント、困っているんです」

不信感、反発を招くだけ。困っているのは、子ども本人です。よいところも評価しながら、客観的に事実を伝えるようにします。

「がんばれば、できるはずです」

努力していないからだ、とも受け取れるせりふです。

●ほかの人への伝え方は慎重に

ほかの先生へは、本人の傾向と対応法を伝えます。また、「変わったようすがあったらすぐに担任に伝えてください」と補足します。

ほかの保護者に、勝手に診断名などを公表しないように。プライバシーにかかわるので、最小限の特徴と対応法だけを伝えます。伝え方と伝える時期は、保護者と相談して決めます。

友達には、特徴と対応法を伝えます。「○○ちゃんは、△△が苦手だから、手伝ってあげて」「○○ちゃんは高いところが好きだけど、危ないから登っていたら先生に教えてね」など。

コミュニケーションがうまくとれるように

大人の言うことが聞けない子や、自分の意思が伝えられない子への対応策です。

なぜ言うことを聞かないのか

言われている内容が理解できない場合があります。耳で聞きとることが苦手なら、絵など視覚で伝えるようにします。

また、発達障害の有無によらず、大人をこわがらない子が増えています。以前は先生や親が「だめ」と叱ったらそれだけでしゅんとして言うことを聞いたものですが、いやとなればてこでも動きません。大人を無視し、無視しきれないと反撃してきます。暴言をはいたり暴力をふるうこともあり、とくに母親に向かいます。

以下のような点を見直しましょう。
・大人は子どもに接するときに無意識に悪い言葉を使っていないか
・叱るときに体罰をおこなっていないか
・父親が母親をばかにしたり乱暴な言葉や態度をとっていないか、それを子どもが見ていないか

音声以外の方法で伝える

言われたことを覚えていないのは、耳で聞いたことが頭に残らないためです。音声以外の指示伝達を考えましょう。身振り、手振りを交えたり、指さし、絵で示すなどの方法を工夫します。

言葉じたいを理解していないこともあります。「手を洗おう」と言っても、手、洗う、ということがどういうことかわからないのです。

あいまいな言い方を避ける

○○だといいかもしれないよ、など、あいまいな言い方をすると、結局どうしていいかわかりません。伝えたいことは、短くはっきり言います。もっと、そっと、など抽象的な言い方も理解できないので、あと1回、などと具体的に言います。否定的でなく肯定的に言うことも大切です。

肩に手をおいて話しかける

ボーッとして、話を聞いていないのは、空想の世界に注意がいってしまっているためということもあります。自分に話しかけられていることに気づいていないのです。

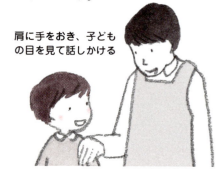

肩に手をおき、子どもの目を見て話しかける

ひとり遊びのじゃまをしよう

長時間ひとり遊びをしているようなら、じゃまをしてでも、周囲に興味をもたせましょう。好きな物を見せたり、一緒に遊ぼうと誘います。その子の好きな物を使って遊びを工夫しましょう。

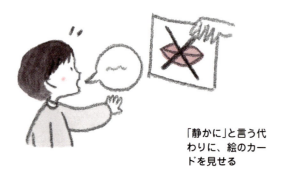

「静かに」と言う代わりに、絵のカードを見せる

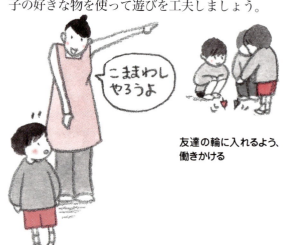

友達の輪に入れるよう、働きかける

その子の表情をよみとる

　自閉スペクトラム症の子は無表情で感情がわからないため、コミュニケーションがとれない場合があります。表情やしぐさで感情が出せないので、うれしいのか困っているのかわかりません。また、貸して、いや、などが言えないので、黙って待っていたり、使っている物をもっていかれてしまうこともあります。

　そのような子でも、言葉以外のコミュニケーションをしているはずです。身振りや視線などから、見つけてあげてください。

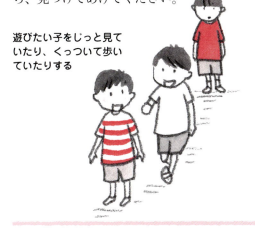

遊びたい子をじっと見ていたり、くっついて歩いていたりする

語彙を増やす

　話しかけても返事がないのは、どう言ってよいのかわからないためでしょう。日ごろから話しかけを多くします。同時に、読み聞かせや紙芝居で、語彙を増やします。ただ読むだけでなく、わかっていないような言葉は補足的に説明します。

　紙芝居づくりや、せりふのない絵本でお話づくりをさせる遊びを取り入れてもいいでしょう。

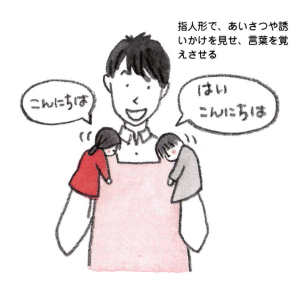

指人形で、あいさつや誘いかけを見せ、言葉を覚えさせる

正しい言い方で返事をする

　なにを言っているのかわからないのは発語が不充分なためもあります。大人は正しい言い方を教えるため、はっきり話して手本を示しましょう。発語が遅い子もいます。

　また、相手の言うことをくり返す（オウム返し）のは、質問の意味が理解できていないためということもあります。

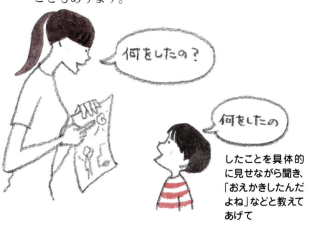

したことを具体的に見せながら聞き、「おえかきしたんだよね」などと教えてあげて

ゲームや動画の使用に注意

　暴言や暴力をゲームや動画から覚える子が少なくありません。どれだけ人の心を傷つけるか、わからずに見ていて、行動パターンとして身につけやすい傾向があります。また、発達障害があると、ゲームや動画に依存しやすいと言われます。スマホやタブレットを子守りに使用するのは避けましょう。

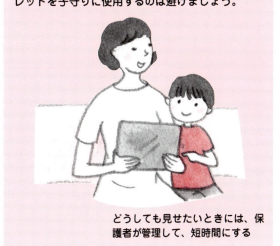

どうしても見せたいときには、保護者が管理して、短時間にする

友達とのトラブルを避ける

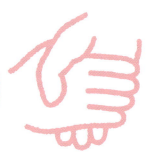

衝動性、想像力不足などで、友達とトラブルの多い子への対応策です。

言葉と気持ちを教える

友達のもっている物をいきなり取り上げる、たたく、かむ、いやがることをするなど、トラブルになるのは、言葉で表現できないからです。言葉そのものを知らなかったり、言うべき状況が判断できないのです。言葉は、その場で教えます。短くはっきりと、正しく教えてください。

トラブルを起こすのは、ほかの人の気持ちを想像できないためもあります。どのような状況でどう感じるのか、周囲が代弁して補います。

ほかの子の気持ちを代弁する

本当は遊んでほしいのに、わざといやがることをする子がいます。いやがる反応があることがうれしいのです。相手がどのような気持ちになるのか想像ができないためもあります。

その場ですぐに教えることが大切です。ほかの子がどう感じているか、代弁します。遊んでほしいときどう言えばいいかも教えます。

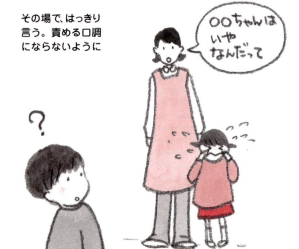

その場で、はっきり言う。責める口調にならないように

ほかの子の気持ちを理解させる

自分がどのようなことをすれば相手がどう思うかが想像できません。日ごろから、紙芝居や人形劇などで、どのようなときにどんな気持ちになるか、遊びを通して教えましょう。

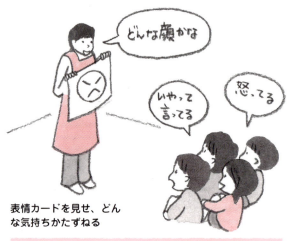

表情カードを見せ、どんな気持ちかたずねる

「入れて」という言葉を教える

遊びに入れないで黙って立ちつくすだけ、でも遊んでいる友達のほうを見ているというとき。遊びに入りたいけれど、どう言っていいかわからないのです。適切な言葉づかいを教えます。

衝動性の強い子は、友達の遊びに割りこむことがあります。ダメと言うのではなく、×のカードを出すなど、見てわかるようにします。

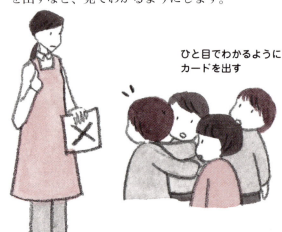

ひと目でわかるようにカードを出す

「貸して」「いいよ」という言葉を教える

ほかの子が遊んでいるおもちゃをいきなりとる子がいます。相手の了解をとらず、遊びたいと思ったらすぐに行動に移すためです。

思いどおりにならないこともあると理解させましょう。すぐ突進しない、待つ、がまんする、順番を守るといったことを覚えなくてはなりません。

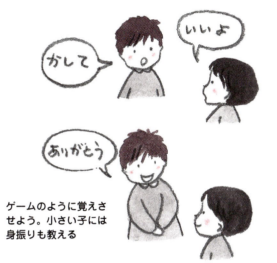

ゲームのように覚えさせよう。小さい子には身振りも教える

「貸して」と言えばとりあげてもよいと思う子もいます。「あとで」と言われたら待つことも身につけさせます。

ケンカは止めるのが先決

ほかの子を押す、たたく、おもちゃを強引にとるといったことからケンカになった場合、まず止めなくてはなりません。以下の順番で。
①行動を止める。②理由をたずねる（うまく言えないことも多い）。③気持ちは理解する（〇〇だったんだね）。④かわりの正しい行動を教える。

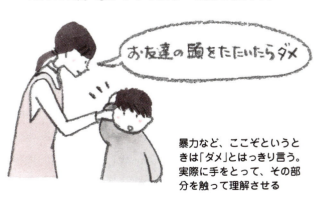

暴力など、ここぞというときは「ダメ」とはっきり言う。実際に手をとって、その部分を触って理解させる

遊ぶ前に約束させる

すべり台は並んだ順番にすべるなどと、遊びのなかにもルールがあります。遊ぶ前に言って聞かせ、守らなくてはならないことを約束させます。

もしだれかが並んでいたらどうするかなど、状況を設定してシミュレーションをするのもよいでしょう。

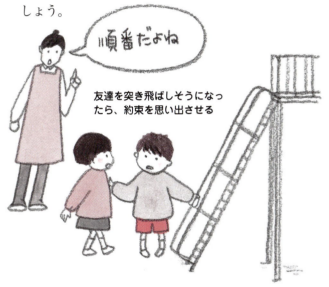

友達を突き飛ばしそうになったら、約束を思い出させる

友達をかむ子は

自分の気持ちを言葉にできない子に多い傾向です。かみついたときおおげさにすると、力を誇示するためにかみつくようになることもあります。

気をつけていて、かむ直前に止めましょう。以下のように対応します。①口元をかるくつつくなどして、厳しい表情で「かんではダメ」と言う。②言葉で気持ちを説明させる。③「貸して」、「こないで」などの言葉を教える。

親どうしがトラブルにならないように

子どもが帰宅したとき、腕などにかまれたあとがあると、保護者は驚きます。かまれた子の親には、お迎えのとき園から伝えておきましょう。状況を簡単に説明し、園としてどういう対応をしているのか伝えます。

かんだ子の親にも伝え、かまれた子の親に電話をするなどして、あやまってもらいます。親や子を責めるよりも、どうやったらかまないで気持ちを表現できるか、園のなかで工夫しましょう。

集団のルールを身につけさせる

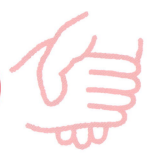

社会性の育っていない子、落ち着いて座っていられない子への対応策です。

ルールがわからないなら、理由を考えて

集団生活にはルールがあります。いずれ小学校に入り、社会に出ていくために集団のルールを理解しなくてはなりません。園での生活は集団のルールを学ぶための場でもあります。

発達障害のある子は、集団にうまくとけこめない傾向があります。情報が多すぎて整理できない、想像力がなく不安、言葉が通じないなど、理由を考えたうえで対応策をたててください。

登園をしぶるなら

朝になるとおなかが痛いなどと言って登園したがらない場合、本人はうまく理由を言えないでしょうから、原因を考えてみます。不安や緊張が強くて新しい環境に慣れるまでに時間がかかる、友達がいない、なにをしていいかわからないなど、園生活が楽しくない可能性があります。園の先生が一生懸命になるあまり小言が多くなっていたという例もあります。

仲良しの子と一緒に登園する、友達とのコミュニケーションをサポートする、一日の予定を絵で示すなどの対応をします。クラス替えのとき、仲良しの友達を数人残すなどの配慮も必要です。

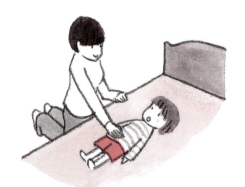

母親など信頼できる人がおなかをゆっくりさするうち、痛みとともに気持ちが落ち着くことが多い

会話のルールを教える

一方的なおしゃべりは多動の一種です。友達と仲良くするためには、一方的にしゃべらず相手の言うことを聞かなくてはならないと教えます。「お話は順番にしようね」「お口チャックだよ」などと教えたり、絵のカードで示します。

いつも独り言を言う子がいますが、本人は気づいていません。幼いからいいだろうと放っておくと、小学校に入ってから困ることになるでしょう。「お口チャック」などと、黙る練習が必要です。

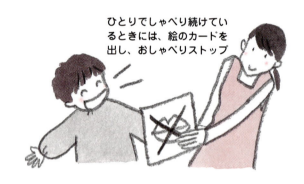

ひとりでしゃべり続けているときには、絵のカードを出し、おしゃべりストップ

持ち物にシールを貼る

物の取り合いになるのは、自分の物と他人の物の区別ができないためということもあります。

マークや絵で持ち物を区別できるようにします。シールは自分の好きな絵などにすると覚えやすいでしょう。

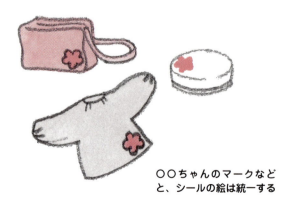

○○ちゃんのマークなどと、シールの絵は統一する

教室に入らないなら

　園庭や廊下でずっとふらふら遊ばせず、時間のけじめを教えます。教室に入る時間になったら、チャイムなどで知らせたり、マークを表示するなどして、わかりやすく示します。

色のついた布をふって知らせる。友達に声をかけてもらう

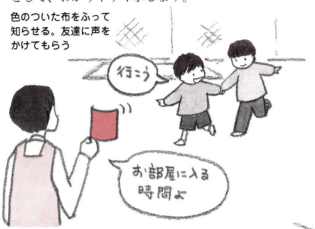

遊びが続けられないなら

　友達と遊んでいても、どこかに行ってしまったり、黙って抜けたりする子がいます。遊び続けられないのは、興味がほかへ移ってしまうためです。
　ルールが複雑で覚えられない場合もあります。補助の先生が手助けすることも必要です。

簡単なルールにする、遊びを周囲がフォローするなどして、遊ぶルールを身につけさせる

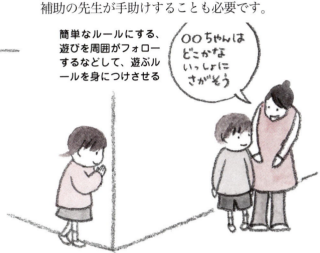

落ち着かない、座っていられないなら

　心の機能に障害がある子は、情報を選別することが苦手です。「選択的注意」がうまくいかず、必要のない情報が入ってしまうので、不要な情報は整理しましょう。興味をもったものを軸にして、集中できる環境をつくります。

　担任の先生の話を聞くときに、ほとんど座っていられないようなら、補助の先生のひざの上に座らせます。ある程度座っていられるようになったら、横にある椅子に座らせます。座れないようなら、好きなものを持たせて椅子に座らせます。少しでも座っていられたらほめます。

　長時間は無理なので、ときどき歩いたり、廊下に出て気分転換しながら、じょじょに時間を延ばしていきます。

車の本、カレンダーの数字など、興味をもったものをきっかけに、椅子に座る習慣をつける

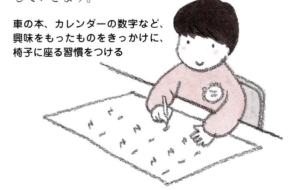

園の行事に参加したがらないときは

　いつもと違うので、なにをしていいかわからず不安になります。以下のような対応をしましょう。
・あらかじめ絵や写真で行事の内容を見せる
・ほかの子がやっているようすを見せる
・マークを床に貼るなど、立ち位置を示す
・学芸会では出るときと入るときの音楽を決める
・事前に舞台で自由に遊ばせ、場に慣らす

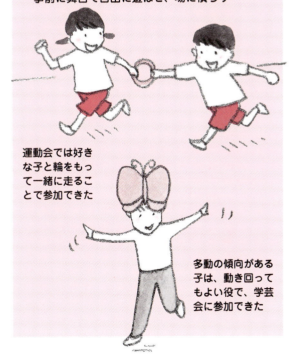

運動会では好きな子と輪をもって一緒に走ることで参加できた

多動の傾向がある子は、動き回ってもよい役で、学芸会に参加できた

基本的な生活習慣をつける

落ち着きのない子を含め、すべての子に必要なことです。

タイムスケジュールを決める

いまはまだ幼くても、集団生活がはじまり、やがて社会に出ていく日が来ます。そのためには、日常生活が自立していないといけません。

まず就寝時間と起床時間を決めましょう。そのうえで、食事、入浴、着替えの順番を決めます。絵で示し、壁などに貼っておくとよいでしょう。

とくにスムーズに就寝できるよう、寝るまでの順番も儀式のように決めてしまいます。パジャマに着替え、本の読み聞かせ、「おやすみ」、消灯といった具合です。

あいさつの言葉と言い方を教える

おはよう、こんにちは、ありがとう、ごめんなさい、の基本的な言葉を教えます。どういうとき、どのように言うかも教えますが、一度ではできないでしょう。何度もくり返すうち、できるようになります。

着替えはスモールステップで

着替えができない場合、その理由に合わせます。ボタンがとめられないなら、最初はボタンひとつからスタートです。上のボタンをかけておき、いちばん下のボタンだけかけさせます。

次になにをしていいかわからない子には、着る順番に絵を描いて貼っておきます。

ひとりでできたらほめます。

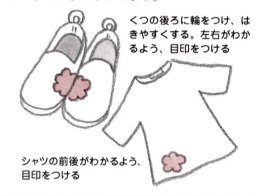

くつの後ろに輪をつけ、はきやすくする。左右がわかるよう、目印をつける

シャツの前後がわかるよう、目印をつける

きちんとした姿勢をとる練習を

立つ、座る、人の話を聞くとき、「気をつけピッ」など、生活に必要な姿勢を教えます。正しい姿勢をとらせ、短い時間がんばらせ、リラックス。じょじょにがんばる時間を長くしていきます。

なかには体力がないため姿勢を保てないという子もいます。日ごろからゴロゴロしがちなので、体力をつけるため、歩く習慣をつけることからはじめましょう（P58参照）。

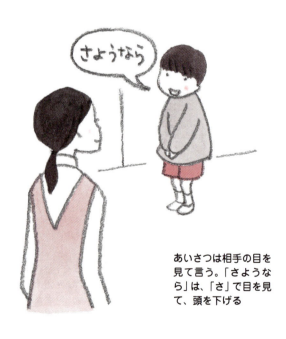

あいさつは相手の目を見て言う。「さようなら」は、「さ」で目を見て、頭を下げる

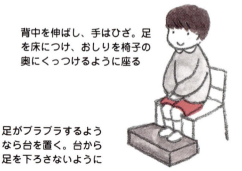

背中を伸ばし、手はひざ。足を床につけ、おしりを椅子の奥にくっつけるように座る

足がブラブラするようなら台を置く。台から足を下ろさないように

食事は栄養、しつけ、そして楽しみ

　栄養の点からも、しっかりかんで食べることは大切です。しかし、固形物はいや、まざっているのはいや、ドロドロはいやなど、苦手な感覚をもつ場合もあります。叱っても変わりませんから、理由を考え、必要な工夫をしましょう。

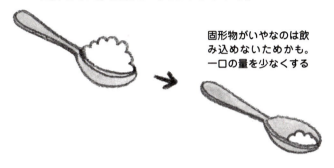

固形物がいやなのは飲み込めないためかも。一口の量を少なくする

　はしが使えない、不器用な子もいます。練習していないためかもしれません。まず手の形を教えます。練習用はしを利用してもよいでしょう。

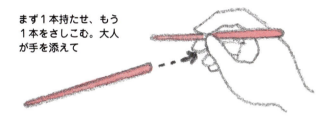

まず1本持たせ、もう1本をさしこむ。大人が手を添えて

　皆と楽しく食べるにはマナーも必要です。「いただきます」「ごちそうさま」のあいさつを練習させます。座って食べる、口を閉じてかむ、皿に口をつけてかきこまない（犬食いをしない）。落とした物は食べないなど、きれいに食べることも必要です。

トイレトレーニングの進め方

　2時間ごとを目安に、起床後すぐ、お昼寝の後など、タイミングを見てトイレに連れていきます。上手にできたらほめます。

　家ではできるのに園のトイレに行かない場合、さまざまな理由が考えられます。暗くていや、音や臭いに敏感、ほかの子がいるからいやなど。

　明るさや雰囲気を、なるべく家のトイレと同じような環境にします。不安を感じているようなら、トイレを見せ、水を1回だけ流して見せます。

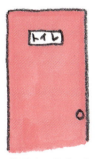 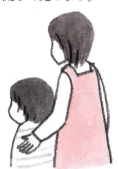

使用する場所を決め、あいているときに連れていく

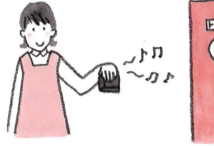 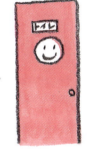

ころあいを見てチャイムを鳴らす。鳴ったらトイレという習慣に

キャラクターのシールを貼るなど、楽しい場所を演出する

ほめて育てる

　うまくできなくても、本人の努力を認めてあげましょう。ささいな進歩でもしっかりとらえ、できるようになったことはほめましょう。

　新しいことができるようになったら、まわりもうれしいけれど、本人もうれしいはずです。喜びを共有しましょう。

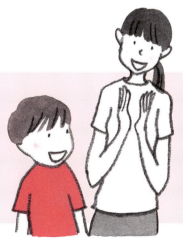

自己表現が苦手な子は、笑顔を出すだけでもたいへんなこと。ほんの少しの笑顔でも見逃さないで

パニックを起こさせないために

衝動性が強い子、行動に心配なことがある子に。

原因を見極め、予防する

　泣きわめいたり、大暴れするなどパニックを起こすのには、なにかの原因があるはずです。暗い、お人形がこわい、触られるのがいや、想像力がないため新しいことや変更が不安など、その子によってさまざまです。がまんする力がついていない場合もあります。

　原因がわかれば対応策も見えてきます。あらかじめ予定を絵で示す、安易に体に触れないなどして、情緒を安定させましょう。

不安を理解し、よりそう

　行ったことがない場所に行くときや、知らないことをはじめてするときに抵抗するのは、不安があるためです。事前にわかりやすく説明します。言って聞かせるよりも、絵や写真を見せたり、実際のようすを見せるほうが安心します。

　作業をはじめるときには横につき、タイミングをとらえて、そっと離れるようにします。

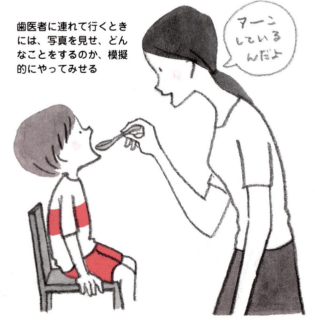

歯医者に連れて行くときには、写真を見せ、どんなことをするのか、模擬的にやってみせる

一日の予定を絵で示す

　予測できないことが起こると情報が整理できずパニックになります。変更が苦手なのです。一日の予定をおおまかに絵で示し、「おえかきのあとはおべんとうよ」などと知らせておきます。

　遊びに夢中になっているときになにか別のことをさせようとするとパニックになるという場合、前もって予告しながら切り替えさせるなど、タイミングについても考えてみましょう。

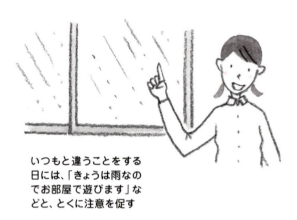

いつもと違うことをする日には、「きょうは雨なのでお部屋で遊びます」などと、とくに注意を促す

気持ちを切り替えさせる

　パニックを起こしそうになったら、ほかのものに興味を移させます。外に連れ出したり、好きな歌を歌うなどがよい方法です。大人が遊び相手になり、遊びに集中させてもよいでしょう。

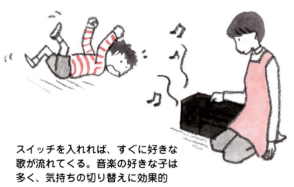

スイッチを入れれば、すぐに好きな歌が流れてくる。音楽の好きな子は多く、気持ちの切り替えに効果的

体温を下げる

　暑さでパニックを起こしやすくなることもあります。冬でも室温が高すぎたり厚着で暑くなりますから注意しましょう。

　パニックを起こしそうになったとき、あるいは起こしたらすぐ、体温を下げるようにします。早めに衣服を1枚ぬがせる、冷たい水を飲ませるなどが有効です。

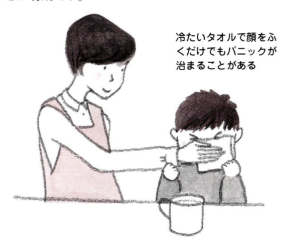

冷たいタオルで顔をふくだけでもパニックが治まることがある

安全を確保する

　パニックを起こしたら、本人やまわりの子の安全確保が第一です。クッションやじゅうたんなどで防御して、ケガを防ぎます。急に飛び出していくこともあるので、目を離さないようにしてください。

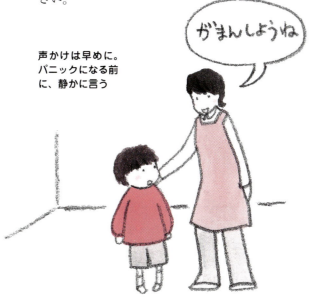

声かけは早めに。パニックになる前に、静かに言う

冷静に受け止め、情緒を安定させる

　がまんできずに泣きわめくようなら、「静かにしようね」などと声をかけます。感情的にならず、落ち着いて言うように。できれば静かな場所へ移動させます。

　がまんできたら、ほめます。

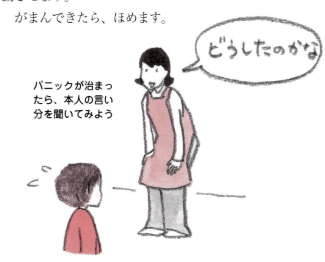

パニックが治まったら、本人の言い分を聞いてみよう

落ち着いた環境づくり

　衝動性の強い子の場合、情報が多すぎてイライラすることもあります。刺激が強すぎるのです。作業をするとき、その子の場所をカーテンやついたてで囲むと落ち着きます。音のない静かな部屋で過ごすとよい場合もあります。

　ただし、ひとりで黙々と遊び、コミュニケーションをとるのが苦手な子を「○○ちゃんコーナー」のように囲んで放っておかないでください。ますます人とのかかわりがもてなくなることがあります。

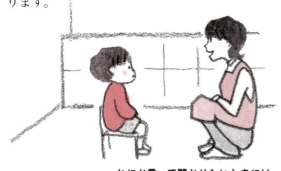

なにか言って聞かせたいときには、誰もいない部屋で話をするとよい。○○してはダメという否定ではなく、○○しましょうと肯定的に言う

音や味を感じにくい子、感じやすい子がいる

こだわりの強い子には感覚過敏があるのかもしれません。

苦手なことを避ける

　だっこをするとのけぞっていやがったり、ものごとにがんこなほどこだわるのは、感覚過敏や感じにくさがあるせいかもしれません。

　好き嫌いだけで行動する傾向は、幼い子にはよくありますが、その程度が強く、日常生活に支障をきたすほどなのです。

　苦手なことを避け、必要があるなら代わりのものを用意します。なかには、清潔を保つなど、多少のがまんをさせながら慣れさせなくてはならないこともあります。

強い偏食の傾向がある

　味覚や嗅覚への過敏性です。食べさせると吐くこともあり、本人は辛いので、無理強いをしないように。栄養的には、ほかのものでカバーできます。また、食べたことがないものを警戒する「食べずぎらい」の場合もあります。原因に合わせた対応をしましょう。

苦手な音や声の大きさがある

　器楽演奏をしている教室を飛び出したり、泣いている子や大声で話している友達をいきなりたたくのは、聴覚過敏の可能性があります。大きな音や声、特定の楽器の音などが苦手なのです。

　聴覚過敏の場合、苦手な音は避け、静かな環境を保つようにします。叱るときも落ち着いた声になるように気をつけましょう。

　一方、いつも大声で話すなど、聴覚に感じにくさがある子もいます。

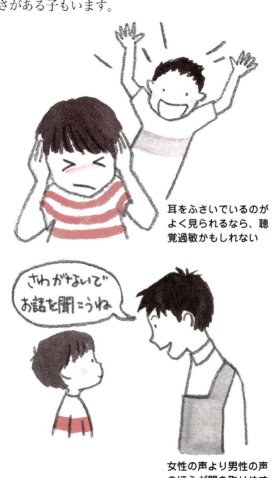

耳をふさいでいるのがよく見られるなら、聴覚過敏かもしれない

女性の声より男性の声のほうが聞き取りやすい子もいる

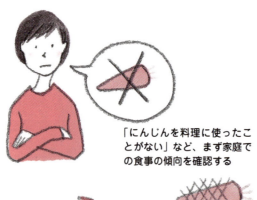

「にんじんを料理に使ったことがない」など、まず家庭での食事の傾向を確認する

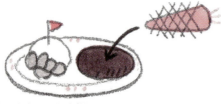

食べずぎらいなら、みじん切りにして料理に混ぜるなど、少量から慣れさせる

触られるのが苦手なら

　肌に触られるのが苦手、体の一部分に触られるのが苦手など、触覚過敏の子がいます。
　触れるときは、頭、わきの下、首すじを避けます。だっこをいやがるなら、握手をする、言葉でほめる、拍手をするなどで対応します。
　そっと触られるのがいやな子もいます。腕など、ギュッと持つほうがむしろ安心します。
　また、触られるのをいやがる原因に、予測できないことが苦手、という子もいます。いきなりだっこするのではなく、正面からゆっくり近づいてだっこすると抵抗なく受け入れてくれたりします。

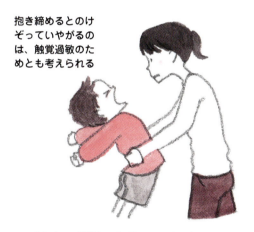

抱き締めるとのけぞっていやがるのは、触覚過敏のためとも考えられる

　爪きり、散髪、歯磨き、耳そうじをいやがる場合は、多少のがまんをさせなくてはなりません。最初は広い範囲に触れ、じょじょにポイントをしぼり、慣れさせていきます。「10数えるまで」などと目標を示せば、がまんしやすいでしょう。

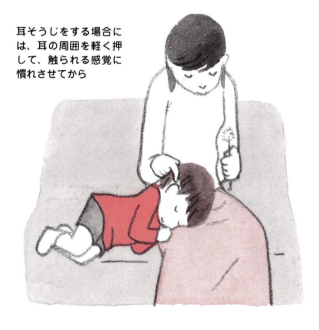

耳そうじをする場合には、耳の周囲を軽く押して、触られる感覚に慣れさせてから

いつも触りたがる子がいる

　ストッキングをなでる感触が大好きで、いつも母親の足をなでるような場合、きちんとやめさせましょう。まだ小さいからいいだろう、母親ならいいだろうと許していると、誰の足でも触るようになります。母親ならよくて他人はダメとは理解できないのです。

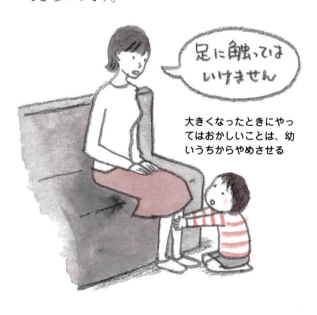

大きくなったときにやってはおかしいことは、幼いうちからやめさせる

圧迫感で落ち着く子もいる

　イライラしたり不安そうなときに、ギュッと強くだっこするなど、圧迫すると落ち着く子がいます。その子に合わせた対応をします。

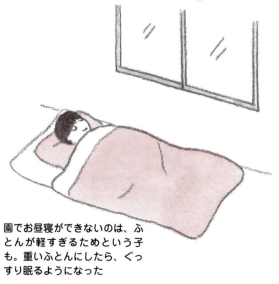

園でお昼寝ができないのは、ふとんが軽すぎるためという子も。重いふとんにしたら、ぐっすり眠るようになった

身体機能を高める

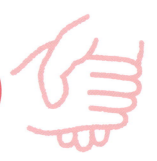

体力がない子、動きがスムーズでない子へ。

遊びのなかで機能を育てる

　体力や筋力がないと、きちんと座る、立つ、といった姿勢を保つことができません。

　また、全身を使う、バランスをとる、手や足の協調運動などが苦手な子が多くいます。こうした身体機能は衣服の着脱や手洗い、入浴などの日常生活でも必要となります。

　発達障害の有無によらず、幼児期には体を動かすことが大切です。遊びのなかに運動をとりいれ、楽しみながらできるよう工夫しましょう。

　まず、体の部位を教えましょう。手を洗いなさいと言っても、手がどこなのかわからない場合があるからです。手、足、背中、おなかなど、名称と体の部分とを一致させます。

基礎体力をつけるため歩く習慣を

　幼児でも車の生活になり、歩いたり走ったりすることが少なくなっています。日ごろから歩く習慣をつけましょう。疲れたと言ってだっこをせがむときは、あと10数えるだけ歩こうなどの目標を示し、できたらほめます。

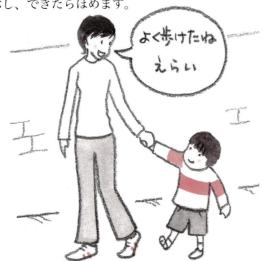

「小さいから歩かせるのはかわいそう」では、いつまでたっても歩けるようにならない

多動を抑えるガリバー訓練

　物語のガリバーのように、両手両足を広げてあおむけに寝、じっとしている訓練です。先生が30数えるぐらいから始め、じょじょに時間を延ばしていきます。

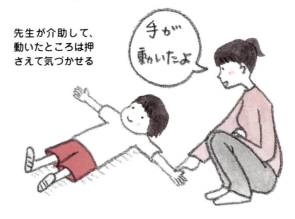

先生が介助して、動いたところは押さえて気づかせる

バランスをとるトランポリン

　ぶらんこやトランポリンは体のバランスをとる力をつけるためによい運動です。

　ぶらんこができなくても、トランポリンなら介助すればできることがあります。

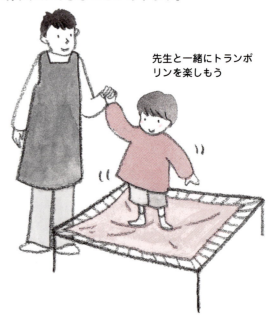

先生と一緒にトランポリンを楽しもう

道具を使って身体機能アップ

ボールやひもなどの道具を使って、多くの身体機能を高める運動をしましょう。

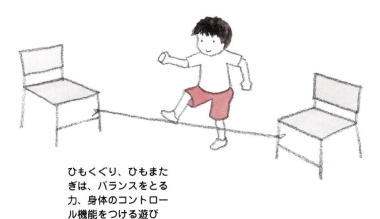

ひもくぐり、ひもまたぎは、バランスをとる力、身体のコントロール機能をつける遊び

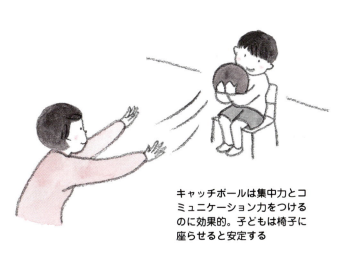

キャッチボールは集中力とコミュニケーション力をつけるのに効果的。子どもは椅子に座らせると安定する

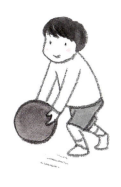
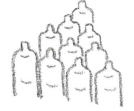

ペットボトルを利用したボウリング。全身を使い、距離感、力の入れ具合なども覚えられる

全身を連動させるくまさん歩き

両手両足をついて歩くのは、全身を使います。脳の発達も促す運動です。両手とひざをつけて歩いてもよいでしょう。

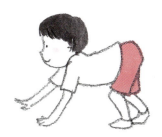

手足を左右交互に出す

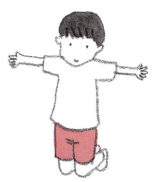

上手にできないなら、ひざ立ちの練習から

力を抜く練習も

リラックスのしかたがわからず、緊張が強いままの子がいます。体に変に力が入っていては疲れやすいのも当然です。力を抜く練習をさせましょう。身体機能を高める一助にもなります。

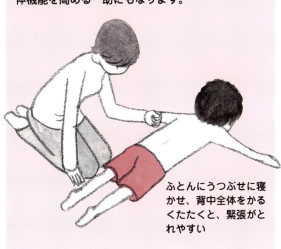

ふとんにうつぶせに寝かせ、背中全体をかるくたたくと、緊張がとれやすい

手先の作業はゆっくり練習していく

不器用な子へ。小学校の学習につなげるためにも役立ちます。

楽しく練習して世界を広げる

　絵を描く、工作をするといった作業には、さまざまな要素が含まれています。のりや絵の具などでさまざまな皮膚感覚を体験する、工程を覚える、学習能力がつくなど。遊びとして楽しめる要素もあります。

　手作業が苦手な子は「継次処理」という認知プロセスが困難な場合があります。イメージができないので、作業の全貌がわかるように、絵や写真をならべて示します。

おめんづくりの場合

　基本はスモールステップで。あせると雑になる場合があるので、ゆっくり作業させます。

手先の感覚を育てる

　紙を使った遊びのような工作です。あまりかたくない紙にします。粘土、ドミノなどの道具を使った遊びもよいでしょう。

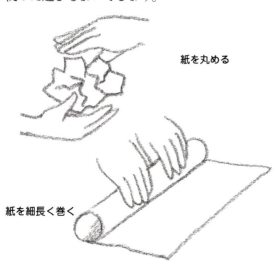

紙を丸める

紙を細長く巻く

目と手を連動させる

　身体感覚が弱く、距離感がうまくつかめないため、手作業ができない場合もあります。

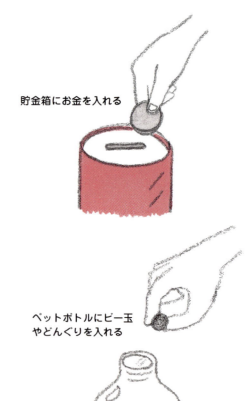

貯金箱にお金を入れる

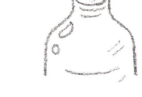

ペットボトルにビー玉やどんぐりを入れる

大きなビーズでひも通し。のりなどでひもの先をかたくすると通しやすい

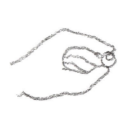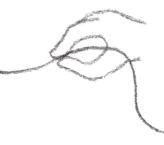

イメージを表現する

絵を描く練習は興味のあるものをきっかけにしましょう。数字や文字にしか興味がない場合はマーク、電車が好きなら線路など、描きやすいものからはじめます。歌を歌いながら描いてみせると興味をもつことがあります。

線しか描けなければ、線路に見立てて友達に電車を描いてもらってもいいでしょう。皆で一緒の絵を仕上げることも意味があります。

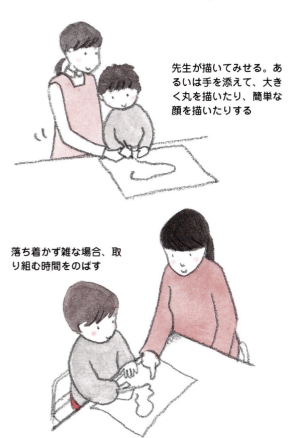

先生が描いてみせる。あるいは手を添えて、大きく丸を描いたり、簡単な顔を描いたりする

落ち着かず雑な場合、取り組む時間をのばす

スモールステップとは

目標を細分化し、いきなり上級を目指さず、ちょっとがんばったらできる程度のことを目標にします。できたらほめます。失敗しても責めないこと。どうすればよかったか考え、その方法で再チャレンジします。成功体験を積み重ねることで、子どもは自信がつき、積極的に取り組めるようになります。

家庭では簡単なお手伝いをさせてもよいでしょう。

子どもの話を「おもしろいね」「よく知っているね」と喜んで聞くことも、自信につながります。

大きさや位置関係を育てる遊び

積み木、レゴなどを組み立てる遊びは、大きさや位置関係など空間を把握する能力を育てます。

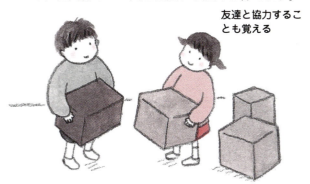

友達と協力することも覚える

感覚をひろげる遊び

のりが使えないのは、ベトベトしていやだという感覚過敏の可能性があります。泥んこ遊びがいや、絵の具が使えない理由も同様です。

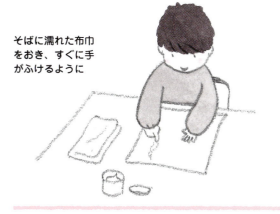

そばに濡れた布巾をおき、すぐに手がふけるように

工作ができるようになるには

のりが使えるようになったら、はさみを使う練習をしましょう。じゃんけん遊びをして、思いどおりに手の形をつくれるようにします。はさみの正しい持ち方を教え、最初は自由に紙を切る練習から。危険ではないはさみが市販されています。

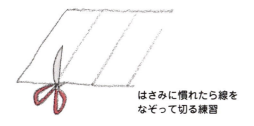

はさみに慣れたら線をなぞって切る練習

小学校へつなげるために

発達障害があることを伝える

入学の時期が近づくと、不安がつのってくる保護者も少なくありません。「通常学級で学ばせたい」「子どもに発達障害があることを学校に伝えないほうがいいのではないか」などと迷う場合もあるでしょう。

現実問題として、小学校の先生は多忙を極めています。情報がなければ学校も配慮ができず、発達障害のある子どもが、通常学級で担任に特別な支援をしてもらうまでには、多くの挫折体験をしてしまうでしょう。情報はきちんと伝え適切な支援を受けたほうが、子どもにとって、よい結果になるはずです。

個人的に小学校へ伝えてもかまいませんが、園から日常のようすもあわせて伝えてもらうことをおすすめします。

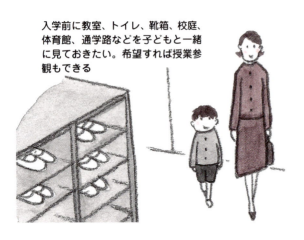

入学前に教室、トイレ、靴箱、校庭、体育館、通学路などを子どもと一緒に見ておきたい。希望すれば授業参観もできる

小学校での受け入れ態勢は

新入生を受け入れる校内就学指導委員会や特別支援教育の校内委員会などの組織があり、入学前に事前相談を受け、必要な準備をしてくれます。小学校では、校内就学指導委員会が中心になって、子どもの実態を確認し、必要な支援内容を検討します。さらに指導態勢の組み方を検討。学級編成や担任を配慮します。

特別支援教育とは

従来の特殊教育の対象であった特殊学級や養護学校に通う子どもとともに、通常の学級に在籍する発達障害の子どもに学習や生活の面で特別な支援をしていくものです。

支援の内容は各学校に設置された校内委員会と専門家チーム、巡回指導員などが話し合って検討します。専門家チームは、教育委員会の委員、特別支援学校・特別支援学級・通級指導教室の教師、教育学・心理学・発達障害の専門家、医師、福祉関係者、特別支援教育の業務をになう特別支援教育コーディネーターなどからなります。

特別支援教育の場

発達障害のある子どもは通常学級に在籍します。障害の状態や地域の受け入れ状態に応じて、以下のような特別支援教育の場が設置されています。

・**通級指導教室（特別支援教室）**

情緒障害や発達障害の子どもが、通常学級に在籍したまま週2回程度通います。地域により「リソースルーム」「通級クラス」など名称はさまざまです。東京都では、通級指導教室に代わる「特別支援教室」を全公立小学校に設置しています。

・**特別支援学級**

従来の特殊学級です。主に知的障害、肢体不自由、病弱・身体虚弱、弱視、難聴などの児童が対象です。きめ細かい指導ができるように、定員は8人と少人数に決められています。しかし、在籍する子どもの学年がばらばらであること、すべての学校に設置されていないことなどが課題です。

・**特別支援学校**

従来の養護学校です。5種類の障害種別（視覚障害、聴覚障害、知的障害、肢体不自由、病弱）がある子どもに対応しています。地域の特別支援教育のセンター的機能も果たすことになり、発達障害や不登校の子どもなどの在籍も増えています。

相談窓口を利用する

主な相談先は

まず園の先生に相談しましょう。園の規模によっては、園内に相談係をもうけていることもあります。小学校では担任の先生に相談します。

また、以下のような機関に、直接相談に行くことも可能です。

・**保健所、健康サポートセンター**
乳児健診や育児相談をおこなっている、身近な相談機関です。

・**教育相談機関**
教育センター、教育研究所など。臨床心理士などが相談に応じます。

・**子ども家庭支援センター、子育て相談センター**
子育てに関する相談、発達相談に応じます。

・**児童相談所**
子どもに関する相談の総合的な窓口。発達検査や診断、療育手帳の交付や支援機関の紹介などを行います。

・**地域の療育センター、民間の療育機関**
名称はさまざまですが、心身に障害がある子どものための療育機関です。

・**発達障害者支援センター**
各都道府県に順次つくられ、発達障害者の支援機関としてシステムづくりをしています。

・**医療機関**
児童精神科、小児神経科が最適です。かかりつけ医や小児科に紹介してもらうとよいでしょう。

・**大学の研究室に関連する総合相談センター**
独自に相談窓口をもっている大学もあります。

・**発達障害情報・支援センター**
国立障害者リハビリテーションセンターに設置され、発達障害に関する各種情報を発信し、支援手法の普及や国民の理解を促進します。

幼児教育支援センター

文部科学省では、各地域の市町村教育委員会に、特別な支援が必要な幼児の教育をサポートするチームをつくる「幼児教育支援センター事業」をすすめています。

サポートチームは、教育委員会が任命した保育カウンセラー、幼小連携アドバイザーなどの専門家からなります。保育園や幼稚園から小学校へスムーズにつなげる役割をになっています。

児童発達支援事業

児童福祉法にもとづく事業で、医療型と福祉型があります。発達障害の子どもの支援は、福祉型に該当します。

相談先や通所先としては、児童発達支援センターと、児童発達支援事業所があります。

児童発達支援センターは、地域の中核的な施設です。通所することができ、センターから保育園などへ専門家が出向いて助言や援助もおこないます。児童発達支援事業所は、障害のある子どもや保護者へ、早期に必要な指導や支援をおこなう施設です。利用料金は国と自治体の給付により1割負担ですが、サービスの利用には「通所受給者証」の取得が必要です。

親の会を探す

同じ立場の人と情報交換することも役立ちます。インターネットで仲間を探すという手もあります。主な会のホームページは以下の通りです。

●社団法人　日本自閉症協会
http://www.autism.or.jp/
●NPO法人　全国LD親の会
http://www.jpald.net
●NPO法人　えじそんくらぶ（ADHD）
http://www.e-club.jp/
●NPO法人　アスペ・エルデの会
http://www.as-japan.jp/

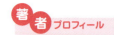

黒澤礼子 （くろさわ・れいこ）

公認心理師。臨床心理士。臨床発達心理士。東京大学文学部心理学科卒。筑波大学大学院教育研究科修士課程修了。聖徳大学幼児教育専門学校講師、法政大学講師、子ども家庭支援センター心理・発達相談員を経て、神奈川大学大学院講師、特別支援教育専門家チーム委員を務める。順天堂大学医学部附属順天堂医院小児科に勤務。小学校・保育園などの特別支援教育・保育にも携わる。主な著書に『心身障害Q&A 児童虐待』（黎明書房）、『新版 発達障害に気づいて・育てる完全ガイド』（講談社）などがある。

本書は2008年に発行した『幼児期の発達障害に気づいて・育てる完全ガイド』をDSM-5（精神疾患の診断・統計マニュアル）にあわせて見直した新版です。

編集協力	オフィス201（新保寛子）
カバーデザイン	松本　桂
カバーイラスト	長谷川貴子
本文デザイン	南雲デザイン
本文イラスト	丸山裕子

健康ライブラリー
新版 幼児期の発達障害に気づいて・育てる完全ガイド

2019年9月3日　第1刷発行
2024年8月5日　第2刷発行

著者	黒澤礼子 （くろさわ・れいこ）	
発行者	森田浩章	
発行所	株式会社講談社 東京都文京区音羽二丁目12-21 郵便番号　112-8001	
	電話番号　編集	03-5395-3560
	販売	03-5395-4415
	業務	03-5395-3615
印刷所	TOPPAN株式会社	
製本所	大口製本印刷株式会社	

N.D.C.371　63p　30cm
©Reiko Kurosawa 2019, Printed in Japan

参考文献

『新版 発達障害に気づいて・育てる完全ガイド』
（黒澤礼子著／講談社）

『発達につまずきを持つ子と身辺自立』
（湯汲英史編著ほか／大揚社）

『園での「気になる子」対応ガイド』
（野呂文行著／ひかりのくに）

『「気になる子」の保育と就学支援』
（無藤隆ほか編著／東洋館出版社）

厚生労働省ホームページ

定価はカバーに表示してあります。
落丁本・乱丁本は購入書店名を明記のうえ、小社業務あてにお送りください。送料小社負担にてお取り替えいたします。なお、この本についてのお問い合わせは第一事業本部企画部からだとこころ編集あてにお願いいたします。本書のコピー、スキャン、デジタル化等の無断複製は、著作権法上での例外を除き、禁じられています。本書を代行業者等の第三者に依頼してスキャンやデジタル化することはたとえ個人や家庭内の利用でも著作権法違反です。本書からの複写を希望される場合は、日本複製権センター（☎03-3401-2382）にご連絡ください。R＜日本複製権センター委託出版物＞

ISBN978-4-06-517117-2